顎関節の画像診断
臨床医によるMRI・CT読像の手引き

編著 金田 隆・箕輪和行
著 阿部伸一・月岡庸之・鷹木雪乃・大谷 昌

医歯薬出版株式会社

This book is originally published in Japanese
under the title of :

GAKUKANSETSU-NO GAZO SHINDAN
RINSHOI-NIYORU MRI/CT DOKUZO-NO TEBIKI

(MRI and CT imaging diagnosis of the TMJ)

Editors:

KANEDA, Takashi
   Professor and Chief of Radiology
   Nihon University School of Dentistry at Matsudo
MINOWA, Kazuyuki
   Professor
   Department of Radiology
   Graduate School of Dental Medicine
   Hokkaido University

© 2024 1st ed.
ISHIYAKU PUBLISHERS, INC.
  7-10 Honkomagome 1 chome, Bunkyo-ku,
  Tokyo 113-8612, Japan

序　文

近年，コンピュータや医療機器の進歩に伴い，歯科開業医においても，最先端のデジタル画像である，X線CT（Computed tomography）や磁気共鳴画像（Magnetic resonance imaging：MRI）検査が日常臨床に急速に普及してきました．これらのモダリティを画像センターおよび大学病院等に検査依頼し，日常臨床に利用している先生方は年々増加しています．特に，被曝のないMRI検査は，顎関節疾患を中心に臨床応用されるようになりました．

CTは水を基準としたX線吸収率をコンピュータにより画像化した被曝を伴う検査である一方，MRIは磁気共鳴現象（MR現象）によって生じる生体内組織の水素原子からの信号をコンピュータにより画像化した被曝のない検査です．CTを含む，X線検査は主に歯や顎骨のカルシウムの増減を観察しているのに対し，ヒトの身体は新生児で約70%，成人で60%以上が水分でできているため，水素原子を画像対象とするMRI検査は人体の構造を画像化するのに非常に好都合な画像検査装置です．

顎関節疾患MRI検査は，関節円板の直接描出が可能であり，被曝のない無侵襲な検査として広く臨床に普及し，円板の位置，形態，動態，下顎頭の骨髄信号，骨吸収，Joint effusionの有無等の検査に有効です．これらMRIによる顎関節疾患の画像診断は，歯科医師国家試験にも出題されるようになりました．

また，従来は咀嚼筋痛の画像評価は困難でしたが，近年のMRI撮像法の進歩により，MRI拡散強調像による咀嚼筋痛の定量評価も報告される他，装置へのAI機能の搭載等，急速に進歩を遂げています．しかしながら，これら急速に進歩する画像検査法ですが，顎関節を中心に解剖から正常画像解剖および鑑別診断まで詳細に記載し，検査所見や動画も掲載した，デジタル画像の粋であるCT，MRI検査に特化した顎関節の成書は刊行されていませんでした．

本書は顎関節の解剖から正常画像解剖および鑑別診断等を詳細に述べ，加えて最新情報も満載し，日頃よりMRIやCT検査を顎関節疾患に臨床応用している先生方やこれから取り入れていこうとする先生方，またこれから始める研修医や学生に有用な情報を顎関節各分野のエキスパートにおまとめいただいた，顎関節診療を行ううえで必携の一冊となっています．日常臨床等でも大変お忙しいエキスパートの先生方，また本書の企画，校正をいただいた医歯薬出版の志村氏にこの場を借りて深謝申し上げます．

本書が顎関節疾患に日夜取り組まれている先生方や診療に悩まれている先生方，またこれから取り組もうとされている先生方の一助になれば幸いです．

2024年8月吉日　　金田　隆

目次

序文 ……… 3
編著者略歴 ……… 7

GRAPHICS

01 正常顎関節解剖像 ［阿部伸一］ ……… 8
02 正常顎関節MRI① 成人（32歳女性） ［箕輪和行］ ……… 10
03 正常顎関節MRI② 小児（12歳女児） ……… 14
04 【動画】正常顎関節MRI ……… 16
05 【動画】復位性関節円板前方転位MRI ……… 16
06 【動画】非復位性関節円板前方転位MRI ……… 16

CHAPTER 1 正常像と機能

01 正常解剖像と機能① 顎関節の骨部 ［阿部伸一］ ……… 18
02 正常解剖像と機能② 顎関節の軟組織部1：関節円板 ……… 22
03 正常解剖像と機能③ 顎関節の軟組織部2：顎運動に関与する筋群 ……… 25
04 正常解剖像と機能④ 顎関節の軟組織部3：靱帯 ……… 27
05 正常解剖像と機能⑤ 顎関節の加齢変化 ……… 28
06 正常顎関節CT ［箕輪和行］ ……… 30
07 正常顎関節MRI ……… 34
08 正常変異像（二重下顎頭） ［金田 隆］ ……… 38
09 下顎骨の加齢変化① 下顎頭 ……… 39
10 下顎骨の加齢変化② 下顎骨骨髄 ……… 40

CHAPTER 2 画像検査法

- 01 単純およびパノラマX線検査 ［金田　隆］ ……… 44
- 02 MRIとCTの選択法 ……… 45
- 03 MRI検査の原理・特徴 ……… 46
- 04 CT検査の原理・特徴 ……… 50
- 05 MRI検査の依頼① 顎関節に関連する撮像法の種類・特徴 ［箕輪和行］ ……… 52
- 06 MRI検査の依頼② 撮像断面の位置決め ……… 57
- 07 MRI検査の依頼③ オーダー法 ［月岡庸之］ ……… 58
- 08 MRI検査手順 ……… 60

CHAPTER 3 異常像

- 01 顎関節症① MRIによる顎関節の画像診断 ［金田　隆］ ……… 64
- 02 顎関節症② 関節円板の位置・動態・形態 ……… 66
- 03 顎関節症③ Joint effusion ……… 70
- 04 顎関節症④ 骨髄信号の異常と骨変化 ……… 71
- 05 顎関節症と鑑別を要する疾患① PCR (Progressive condylar resorption, 特発性下顎頭吸収) ［箕輪和行］ ……… 74
- 06 顎関節症と鑑別を要する疾患② 顎関節炎（化膿性）……… 76
- 07 顎関節症と鑑別を要する疾患③ 骨軟骨腫 ……… 78
- 08 顎関節症と鑑別を要する疾患④ 滑膜軟骨腫症 ……… 80
- 09 顎関節症と鑑別を要する疾患⑤ 偽痛風 ……… 82
- 10 顎関節症と鑑別を要する疾患⑥ 関節リウマチ ……… 84
- 11 顎関節症と鑑別を要する疾患⑦ ガングリオン・滑膜嚢胞 ……… 86
- 12 顎関節症と鑑別を要する疾患⑧ 悪性腫瘍１：転移性骨腫瘍 ……… 88
- 13 顎関節症と鑑別を要する疾患⑨ 悪性腫瘍２：咽頭癌 ……… 90

目次

CHAPTER 4 MRI画像検査報告書の供覧

- CASE 01 復位を伴う関節円板の前外方転位 ［金田　隆］……… 94
- CASE 02 復位を伴わない関節円板の前方転位 ……… 96
- CASE 03 変形性顎関節症① ……… 98
- CASE 04 変形性顎関節症② ……… 100

CHAPTER 5 一般歯科臨床医によるMRI臨床応用例の供覧

- CASE 01 全顎に及ぶ知覚過敏を主訴とした患者の咬合再構成症例 ［鷹木雪乃］……… 104
- CASE 02 骨格性Ⅲ級の成長が認められた幼児への顎関節の成長にも配慮した症例 ……… 114
- CASE 03 下顎頭に骨髄浮腫が認められた開咬患者の咬合再構成症例 ……… 128
- CASE 04 両側顎関節の痛みを主訴として来院した高齢患者の症例 ……… 140
- CASE 05 顕著な顎位のズレを伴う多数歯欠損をインプラント補綴を用いて咬合再構成を行った症例 ［大谷　昌］……… 147

索引 ……… 156

■ 編著者略歴 (執筆順)

⦿ 編 著

金田　隆　Takashi Kaneda
日本大学松戸歯学部放射線学講座教授

1986年	日本大学松戸歯学部卒業
同　年	日本大学助手 松戸歯学部放射線学講座
1993年	日本大学講師 松戸歯学部放射線学講座
1996年	アメリカ合衆国ハーバード大学医学部 Massachusetts Eye and Ear Infirmary 放射線科研究員ならびに Massachusetts General Hospital 放射線科研究員
1999年～	日本大学教授 松戸歯学部放射線学講座

- 日本歯科放射線学会専門医・指導医
- 日本顎関節学会専門医・指導医
- 日本口腔インプラント学会基礎系指導医

箕輪 和行　Kazuyuki Minowa
北海道大学大学院歯学研究院口腔病態学講座放射線学教室教授

1988年	北海道大学歯学部卒業
2016年～	北海道大学大学院歯学研究院教授
2018年～	北海道大学大学院医学研究院死因究明教育センター教授

- 第1種放射線取扱主任者
- 日本歯科放射線学会専門医・指導医
- 日本顎関節学会専門医・指導医

⦿ 著

阿部 伸一　Shinichi Abe
東京歯科大学解剖学講座教授

1989年	東京歯科大学卒業
2010年～	東京歯科大学解剖学講座教授

- 日本口腔インプラント学会基礎系指導医

月岡 庸之　Tsuneyuki Tsukioka
つきおか歯科医院院長

1988年	日本大学松戸歯学部卒業
1997年	つきおか歯科医院開設
2013年～	日本大学松戸歯学部放射線学兼任講師
2014年～	日本大学松戸歯学部臨床教授

- 日本口腔インプラント学会専門医・指導医
- 日本歯科放射線学会認定医

鷹木 雪乃　Yukino Takagi
鷹木歯科医院

1993年	大阪歯科大学卒業
2017年～	北海道大学客員臨床教授
同　年～	近畿大学非常勤医師

- 日本顎変形症学会
- 日本顎関節学会
- 日本歯科放射線学会

大谷　昌　Masashi Otani
オオタニデンタルクリニック院長

1993年	大阪大学歯学部卒業
2004年	オオタニデンタルクリニック開設
2017年～	北海道大学歯学部臨床教授

- T. M. J. session 主宰
- 日本口腔インプラント学会
- 日本顎関節学会
- 日本歯科放射線学会

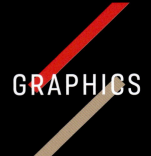

01 正常顎関節解剖像

阿部 伸一　Shinichi Abe

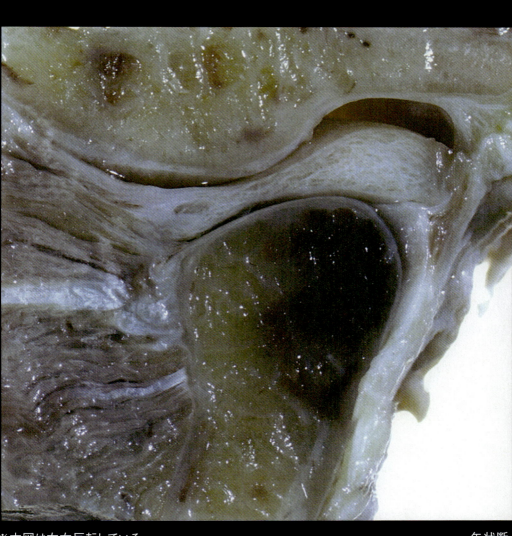

※本図は左右反転している　　　　　　　　　　　　　　　　　　　矢状断

02 正常顎関節MRI①成人（32歳女性）1

箕輪 和行　Kazuyuki Minowa

①プロトン密度(PD)強調像（閉口時）

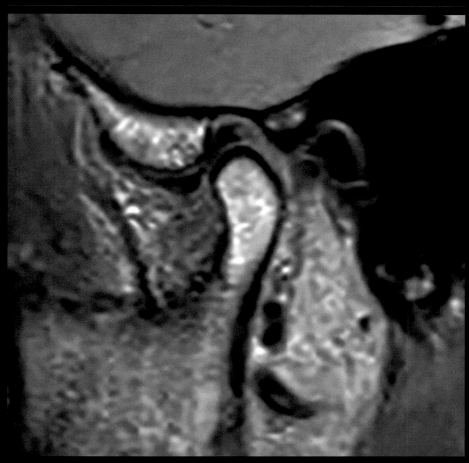

矢状断

②プロトン密度(PD)強調像（開口時）

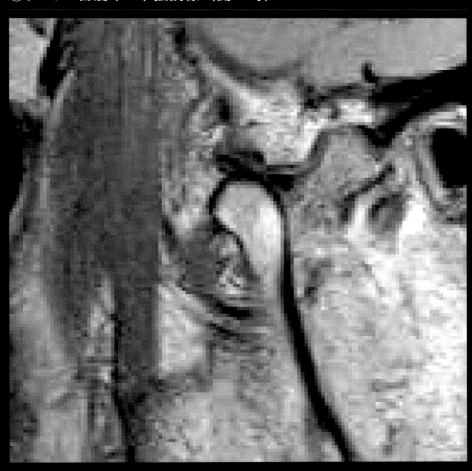

矢状断

02 正常顎関節MRI①成人（32歳女性）2

箕輪 和行　Kazuyuki Minowa

③ T1強調像

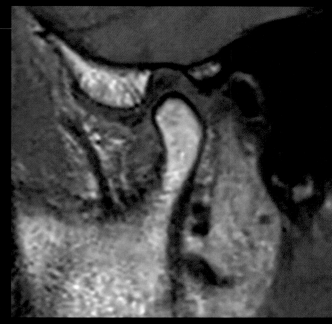

矢状断

④ 脂肪抑制T2(FsT2)強調像

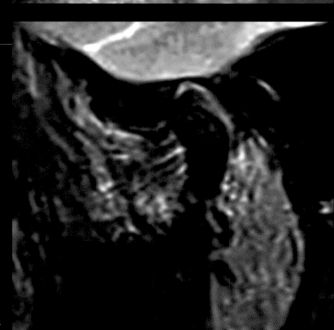

矢状断

⑤ プロトン密度(PD)強調像

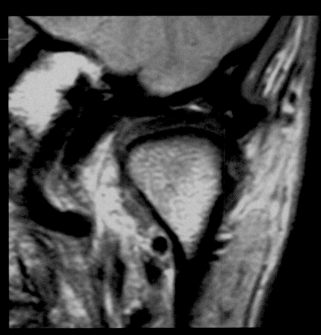

冠状断

03 正常顎関節MRI②小児（12歳女児）

箕輪 和行　Kazuyuki Minowa

①プロトン密度(PD)強調像(閉口時)

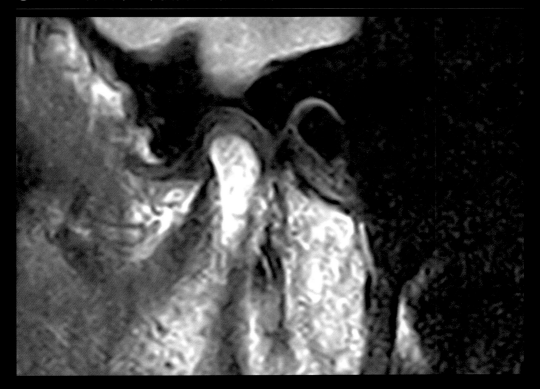

②プロトン密度(PD)強調像(開口時)

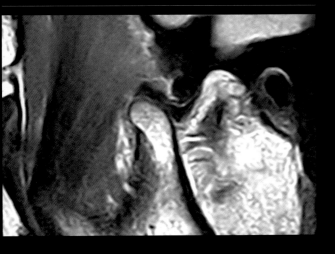

③T1強調像

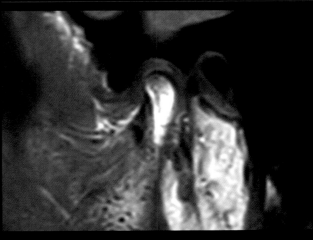

④T2強調像

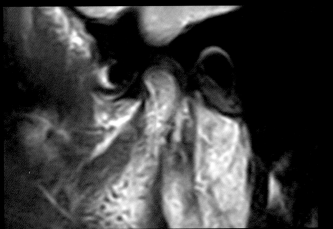

⑤脂肪抑制T2(FsT2)強調像

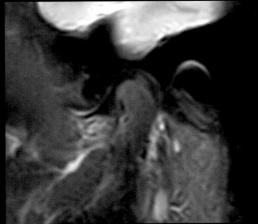

04 【動画】正常顎関節MRI

箕輪 和行　Kazuyuki Minowa

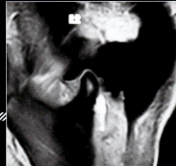

05 【動画】復位性関節円板前方転位MRI

箕輪 和行　Kazuyuki Minowa

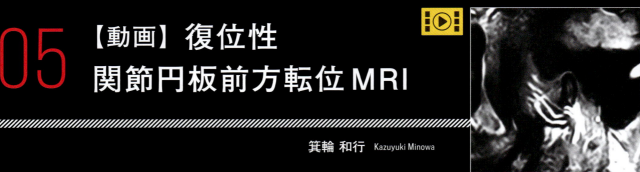

06 【動画】非復位性関節円板前方転位MRI

箕輪 和行　Kazuyuki Minowa

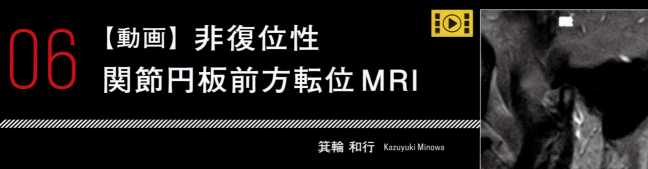

■ 本書に付属する動画のご利用について

　以下のURLまたはQRコードからウェブページにアクセスしてください．ページ上の項目をクリック・タップすると動画を視聴することができます．

https://www.ishiyaku.co.jp/ebooks/447460/

［動作環境］　Windows 10以上のMicrosoft Edge, Google Chrome最新版, MacOS 12以上のSafari最新版, Android 12.0以上のGoogle Chrome最新版, iOS／iPadOS 16以上のSafari最新版　※フィーチャーフォン（ガラケー）には対応しておりません．

CHAPTER 1

正常像と機能

異常を見つけるためには，正常を知る必要がある．本章では，顎関節の解剖像とCT・MRI像をリンクさせるとともに，正常像がいかなるものか，そして正常変異像，加齢変化を学ぶ．

01 正常解剖像と機能①　顎関節の骨部

阿部 伸一　Shinichi Abe

　顎関節は顎運動を司る重要な器官であるため，歯科臨床の基本となる咬合，咀嚼などの問題と深く関わる．また機能的または器質的な変化から障害を起こし，臨床上さまざまな問題を引き起こすことが知られている．したがって日常の臨床の場においても，その病態を理解するためには，顎関節の解剖学的な形態や組織構造を把握することが重要となる．

＊　＊　＊

　ヒトの顎関節は，下顎骨関節突起上端の下顎頭と，側頭骨の下顎窩，関節結節の間で造られる左右で1対の構造を呈している（図1）．この骨部に軟組織性の構造物が付随して，関節として機能するようになる．

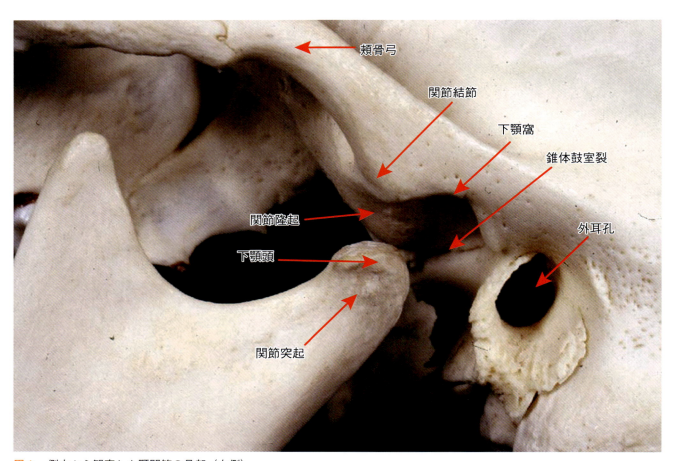

図1　側方から観察した顎関節の骨部（左側）
顎関節の骨部は側頭骨の関節結節および下顎窩，そして下顎骨の下顎頭で構成される．顎関節部の後方には，聴覚に関係する構造物（聴覚器）が存在する．

下顎頭

　下顎骨下顎枝の後方の関節突起の上端を下顎頭と称する（図2）．下顎頭の上面は関節面となっており，成人では線維軟骨に覆われている．この軟骨直下の皮質骨は非常に薄く，その内部は細かな骨梁で満たされている．下顎頭は長軸をやや内方に向けた横長の楕円形をしており，その下顎頭内側の前面には外側翼突筋が停止する翼突筋窩が存在する（図3）．

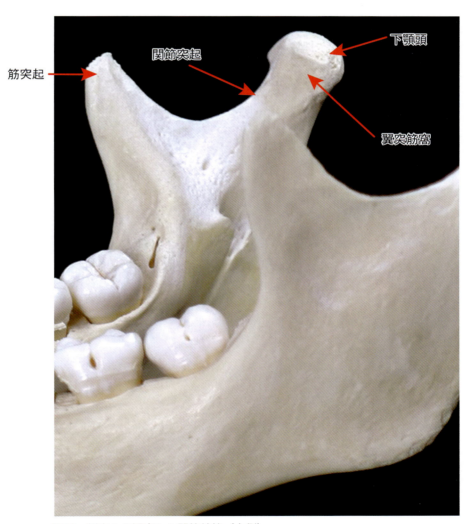

図2 側方から観察した関節結節（右側）
下顎枝上縁には筋突起と関節突起があり，関節突起の上端を下顎頭と称する．下顎頭は長軸を内方へ向けた楕円形を呈しており，内側前面には外側翼突筋が付着する翼突筋窩がある．

CHAPTER 1 正常像と機能

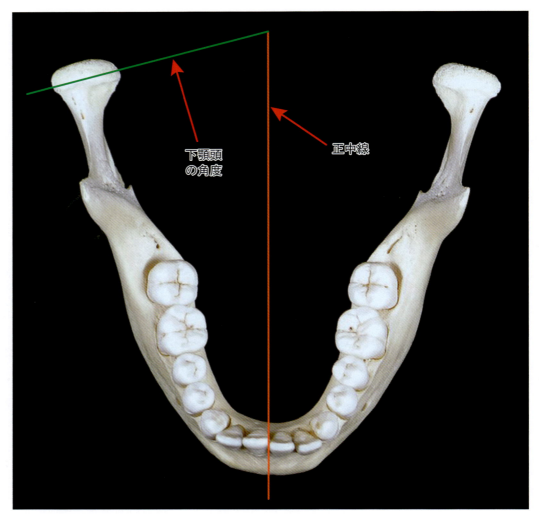

図3 上方から観察した下顎頭
　下顎頭の外側端を外側極，内側端を内側極と称する．外側極と内側極を結んだ下顎頭の長軸は，正中線に対し内方へ向く．

下顎窩

　前方の頬骨弓の基部と後方の外耳孔の間に位置し，側頭骨の下面にある浅い楕円形のくぼみを下顎窩と称する（図4）．下顎窩の前縁はなだらかに隆起して，関節隆起・関節結節を形成する（下顎窩前縁の高まり全体を関節結節とする場合と，全体を関節隆起として外側部分を関節結節とする場合がある）．関節結節には，外側靱帯が付着する．また下顎窩の後方は，鼓室部の薄い骨が後壁となっている．この骨壁と下顎窩との移行部に錐体鼓室裂があり，顔面神経の鼓索神経が通過している．

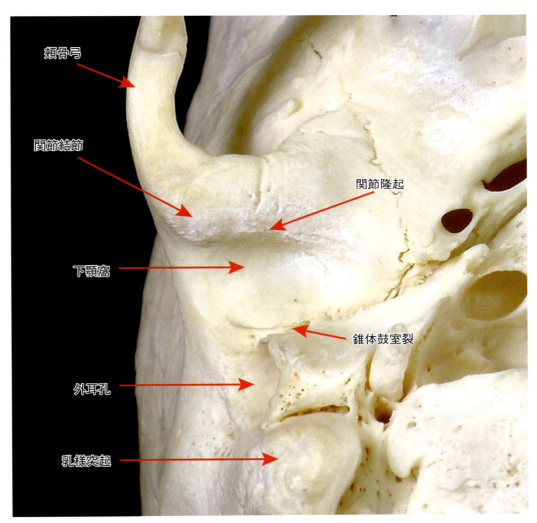

図4　下方から観察した下顎窩（右側）
　顎関節の骨部は側頭骨の関節結節および下顎窩，そして下顎骨の下顎頭で構成される．顎関節部の後方には，聴覚に関係する構造物（聴覚器）が存在する．

02 正常解剖像と機能②
顎関節の軟組織部1：関節円板

阿部 伸一　Shinichi Abe

　顎関節を構成する軟組織部としては，関節円板，関節包，靭帯，筋が挙げられる．

* * *

　関節円板は下顎窩と下顎頭の間に存在する線維性の円板であり，関節腔を上関節腔と下関節腔に分けている（図1, 2）．関節円板は中央部分が最も薄く強靭で（中央狭窄部），この中央狭窄部の前後は肥厚している（前方肥厚部，後方肥厚部）（図3）．この関節円板（主に中央狭窄部）が下顎頭から下顎窩に伝わる機械的負荷，すなわち骨と骨の機械的ストレスをクッションのように緩衝している（図4）．

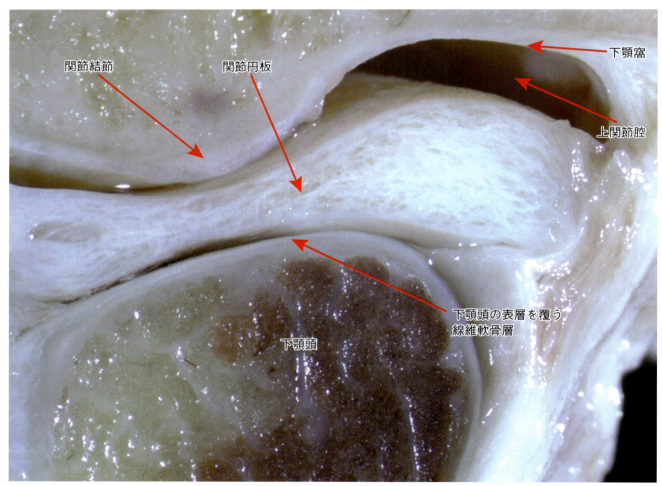

図1　顎関節部の矢状断面（未固定標本，左側）
下顎窩と下顎頭の間の空間を，関節円板は上関節腔と下関節腔に分ける．下顎頭の表層は，線維軟骨によって覆われる（出生後の乳児期は硝子軟骨）．

正常解剖像と機能② 顎関節の軟組織部1：関節円板 02

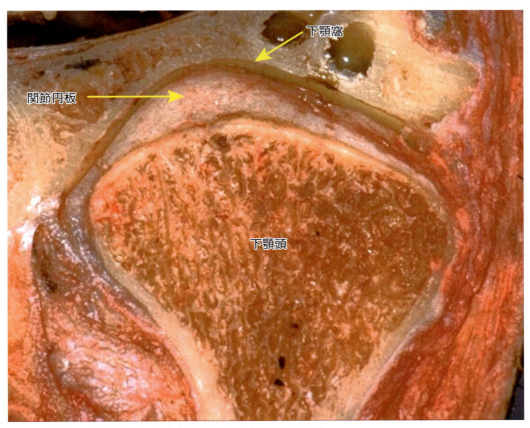

図2　下顎窩と下顎頭の間に存在する関節円板（冠状断，左側）
　下顎窩と下顎頭の間には関節円板が存在する．関節円板は，顎関節周囲の関節包と線維の連続性を持っている．

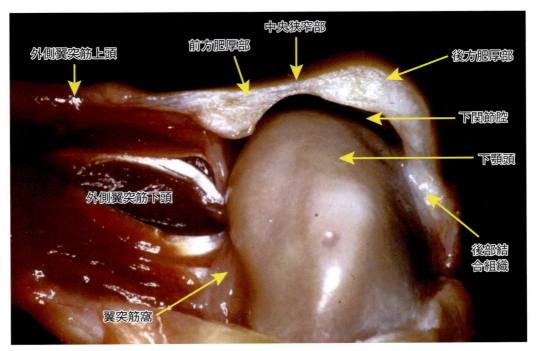

図3　割断した関節円板（未固定標本，左側）
　関節円板は前方から「前方肥厚部」「中央狭窄部」「後方肥厚部」となり，後部結合組織へ続く．外側翼突筋の一部は関節円板前方へ付着する．

CHAPTER **1** 正常像と機能

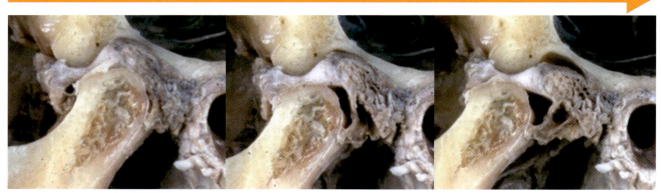

図4 前方運動時の顎関節の状態変化(左側)
前方運動中の下顎頭から受ける下顎窩前方の隆起(関節隆起)への負荷は,両者の間に存在する関節円板の中央狭窄部によって緩衝される.

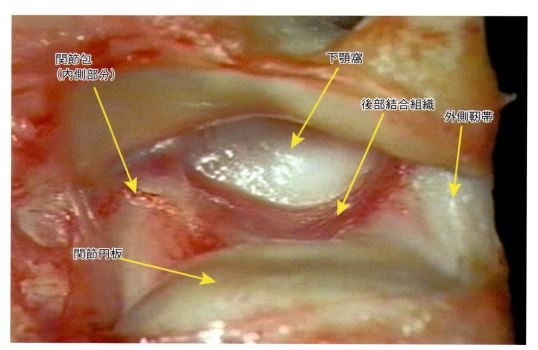

図5 前方の関節包を切断し,前上方から観察した関節円板(未固定標本,左側)
関節円板周囲は関節包で包まれ,外側部分は外側靱帯に移行する.関節円板後部結合組織は,神経・脈管が多く分布している.

　また顎関節は,関節包で包まれている(図5).この関節包は結合組織の線維膜で,下顎窩の周囲から関節突起の周囲に付着している.さらに関節包の内面は繊毛様のヒダを持つ滑膜によって覆われ,関節の円滑な運動のための滑液を分泌している.また,関節円板中央狭窄部はコラーゲン線維の豊富な密生結合組織に分類される.さらにこの線維は束となり,さまざまな方向へ走行している.これは顎運動の際に,関節円板にかかる力を分散させる効果を持つ.

03 正常解剖像と機能③
顎関節の軟組織部2：顎運動に関与する筋群

阿部 伸一　Shinichi Abe

　顎関節の運動に関与する筋は，咬筋，側頭筋，外側翼突筋，内側翼突筋の4つの筋をはじめとして，他にも下顎骨に付着する多数の筋がある．しかし外側翼突筋は，顎関節に直接付着する唯一の筋である（図1）．

　外側翼突筋は上頭と下頭に分かれている．上頭の起始部は側頭骨の側頭下稜および側頭下面，下頭の起始部は蝶形骨翼状突起外側板外面で，両筋束は側頭下窩の最深部を骨に沿うように走行し，停止部付近で合流する．そして大部分の筋束は下顎頭内面の翼突筋窩に停止するが，一部の筋線維束は関節円板に停止する．すなわち顎関節部では，外側翼突筋・関節円板・下顎頭が機能的なユニットを構成し，骨部と軟組織部が協調的に機能している（図2，3）．

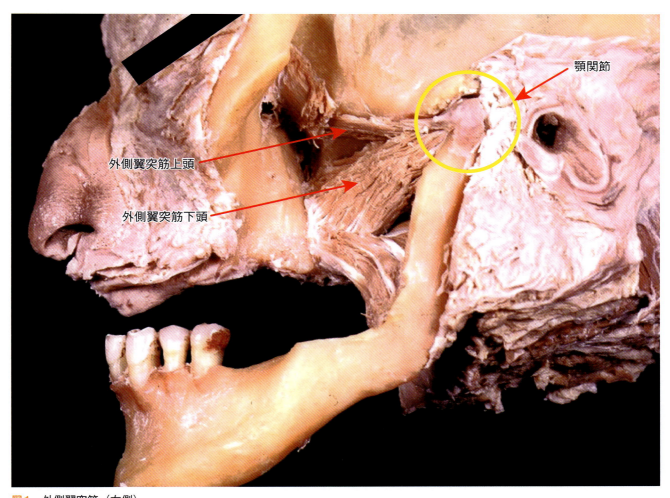

図1　外側翼突筋（左側）
頰骨弓および咬筋，そして側頭筋および筋突起を除去すると，最深層で走行する外側翼突筋が観察できる．起始部は2か所の2頭筋で，停止部へ走行中両筋腹は合流し翼突筋窩へ停止する．さらに一部筋束は，関節円板へ直接付着する．

25

CHAPTER 1 正常像と機能

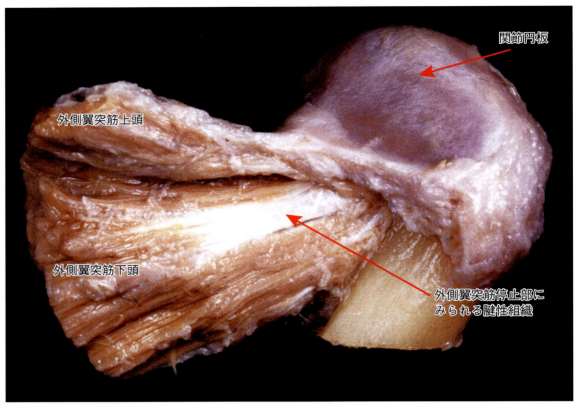

図2　顎関節部の機能的ユニット（左側）
　翼突筋窩に停止する筋線維束には，腱性の組織が存在する．この筋停止部の腱によって，顎運動時下顎頭を強く前下内方へ引くことが可能となる．

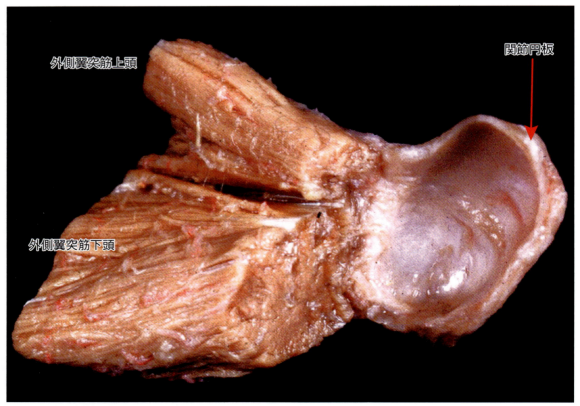

図3　下顎頭を除去して下方から観察した関節円板（左側）
　外側翼突筋は翼突筋窩だけでなく，関節円板に内側で広く付着している．

04 正常解剖像と機能④ 顎関節の軟組織部3：靭帯

阿部 伸一　Shinichi Abe

　外側靭帯は顎関節にある唯一の靭帯で，関節包外面の前方に存在する．肉眼的には関節包との区別はやや難しいが，組織学的には両者間に血管，神経がみられ，区別は容易である．起始部は側頭骨の頬骨突起と関節結節で，後下方に走行して下顎頭外側端の直下および後方に停止している．外側靭帯は顎関節の外側を保持する靭帯として比較的強靭で，下顎頭の外側への逸脱を防止し，下顎頭の前進，後退を制限している．

　顎関節の周囲には外側靭帯以外に副靭帯がみられ，副靭帯には蝶下顎靭帯と茎突下顎靭帯がある（図1）．蝶下顎靭帯は錐体鼓室裂，蝶形骨棘から起こり，扇状に広がりながら下外走し，顎動脈，顎静脈，耳介側頭神経と耳下腺との間を通り，下顎小舌などの下顎孔周囲に停止している．蝶下顎靭帯は関節円板と線維の連続性をもっている場合もある．機能的には，開口および側方運動の規制に役立つが，関節円板と線維の連続性を持つ場合には，関節円板そのものの運動を後内方から規制すると考えられている．茎突下顎靭帯は側頭骨茎状突起と茎突舌骨靭帯より起こり，下顎角から下顎枝後縁に停止している．機能的には，下顎の前方・側方移動の規制に役立っている．

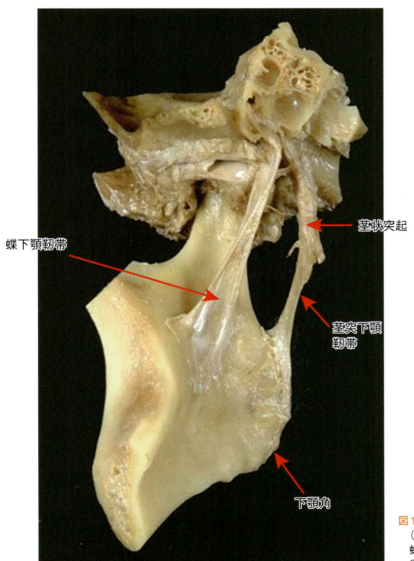

図1　下顎枝内面から観察した顎関節の副靭帯（右側）
蝶下顎靭帯，茎突下顎靭帯によって顎運動は規制される．

05 正常解剖像と機能⑤ 顎関節の加齢変化

阿部 伸一　Shinichi Abe

　顎関節は顎骨の加齢変化，とりわけ歯の喪失により，形態や機能の著しい変化を生じる．骨の変化では，下顎窩前方の関節結節から関節隆起部は高さを減じ，皮質骨に多数の孔が観察できるくらい吸収する場合もある（図1）．したがって下顎窩底から関節結節にいたるS字状のカーブは無歯顎では平坦に近くなり，無歯顎では容易に顎位が変化する原因となる．下顎頭では，有歯顎と比較して無歯顎では下顎頭の突出度は減じ，下顎頭の後壁に骨吸収がみられる場合がある（図2）．

　何らかの原因で関節円板に穿孔が観察される場合がある（図3）．特に関節円板中央狭窄部が穿孔している標本が多いことから，顎運動中に下顎窩前縁と下顎頭の距離が適正でなく，過剰な圧が関節円板にかかったものと考えられる．

＊　＊　＊

　顎関節部には関節円板を中心に，外側翼突筋・靭帯・関節包など多くの組織が存在し，顎運動の際に協調的に機能している．顎関節部の治療時ばかりでなく補綴処置の際においても，顎関節部の機能的な解剖をよく理解することが重要となる．

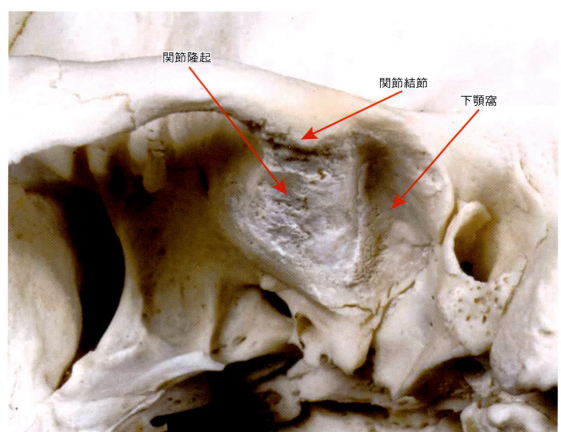

図1　関節結節・関節隆起部に大きな吸収が観察された無歯顎標本（左側）
下顎窩全体が平坦化し，顎位が安定しない原因となる．

正常解剖像と機能⑤ 顎関節の加齢変化 05

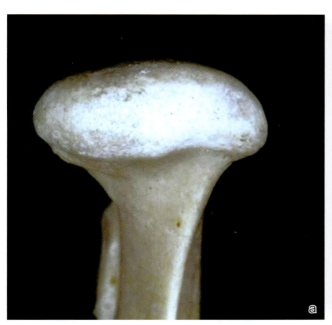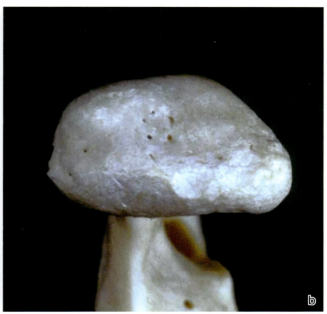

図2 有歯顎下顎頭（左側）（a）と無歯顎下顎頭（右側）（b）
　無歯顎では，下顎頭後面に骨吸収がみられる場合があり，大きさとしては全体的に小さく変化する．

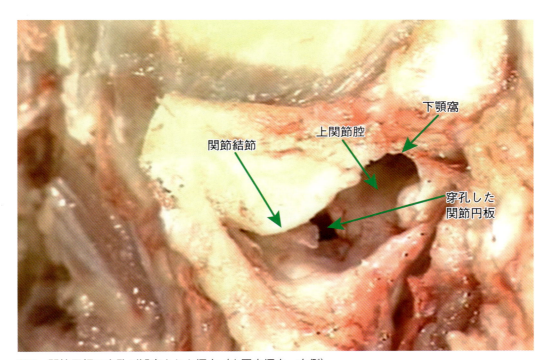

図3 関節円板に穿孔が観察された標本（未固定標本，左側）
　上関節腔を切開し，下顎頭を前方運動させた状態で観察した．関節円板中央狭窄部に穿孔が観察される．

参考文献

1) 阿部伸一．日本人・外側翼突筋の走行および付着様式に関する研究．歯科学報．1992；92：1349-1365．
2) 井出吉信・他．顎関節 機能解剖図譜．クインテッセンス出版；1990．
3) 鏑木雅昭．下顎頭の解剖学的研究 1．有歯顎と無歯顎の差異，2．下顎頭の発育に関する研究．歯科学報．1970；70：1520-1549．

06 正常顎関節CT

箕輪 和行　Kazuyuki Minowa

CTでの顎関節解剖

　正常顎関節では側頭骨下顎窩に対して，矢状断，体軸横断では下顎頭は側頭骨下顎窩の中央部に位置している．CTでは顎関節円板を含め，顎関節内外の軟組織の評価は基

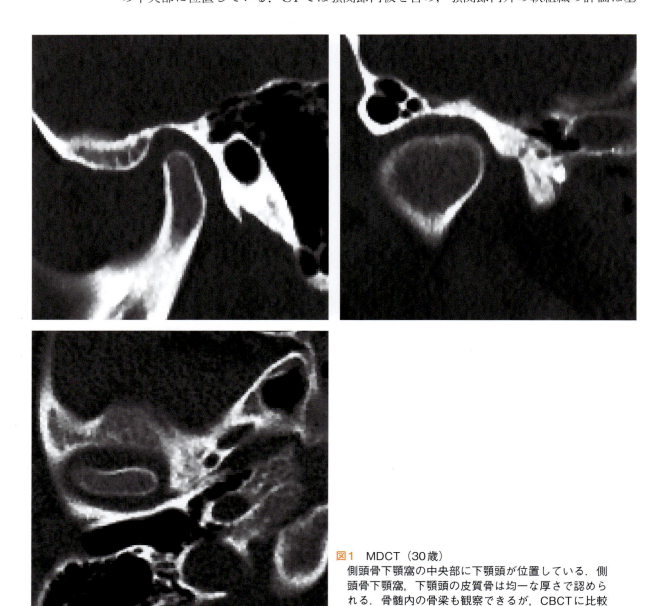

図1　MDCT（30歳）
側頭骨下顎窩の中央部に下顎頭が位置している．側頭骨下顎窩，下顎頭の皮質骨は均一な厚さで認められる．骨髄内の骨梁も観察できるが，CBCTに比較し，空間分解能は低下している．

本的に困難なため，あくまで，CTでは顎関節の骨形態評価のみと下顎窩と下顎頭の位置関係の評価だけに留める．顎関節円板は内外側では薄く，冠状断では中央部に比較し，下顎頭と下顎窩の距離は小さい[1]．

　Multidetector raw CT（MDCT, 図1），Cone beam（歯科用コーンビーム）CT（CBCT, 図2）においては，ともに下顎頭と側頭骨下顎窩の骨形態と骨髄の評価，皮質骨の厚みの評価を行う．

　MDCTでは顎関節および周囲軟組織診断は可能であり，関節円板が前方転位の場合，臨床上軽度高吸収域として描出されることを経験する．しかしながら，関節円板の正確な位置同定は困難である．また，円板の転位が軽度または円板転位のない場合はアーチファクトで描出困難であり，基本的にはMDCTで関節円板の評価はできない[2]．

　CBCTはMDCTに比較し，空間分解能が高く，皮質骨や骨梁は観察しやすいが，側頭骨下顎窩内では機種の性質上，骨アーチファクトやストリークアーチファクトが生じ

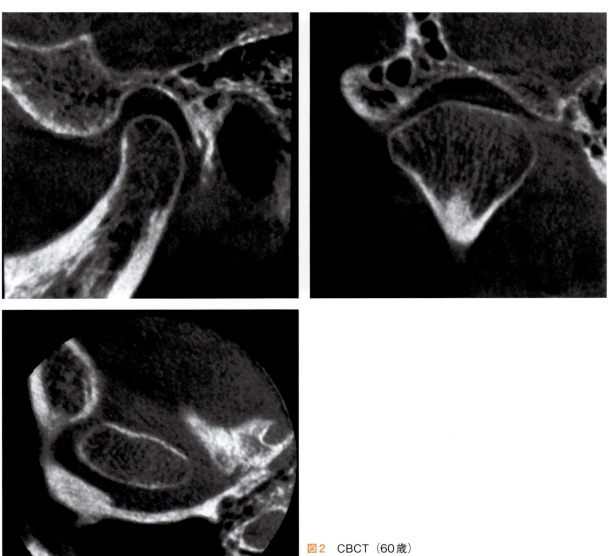

図2　CBCT（60歳）
側頭骨下顎窩の中央部に下顎頭が位置している．側頭骨下顎窩，下顎頭の皮質骨は均一な厚さで認められる．骨髄内の骨梁も観察できる．

CHAPTER 1 正常像と機能

やすく，皮質骨や骨髄に濃淡差がみられるため，皮質骨欠損や菲薄化の評価には注意が必要となる[3]．

下顎骨形態

　下顎頭形態にはバリエーションがあり，下顎頭形態が冠状方向の観察では円形のものから尖状形態，平坦形態などさまざまな正常形態が存在することが知られている．しかしながら，下顎骨を構成する皮質骨や骨梁，骨髄などの構成要素に基本的に変化はない[1]．さらに成長や加齢変化に伴う骨粗鬆症性変化，栄養血管構造なども個人差が下顎頭には存在し，考慮すべきである．

下顎頭の成長

　側頭骨下顎窩は下顎骨の成長にて受動的に下顎窩陥凹形態が変化するため[4]，下顎骨形態と下顎窩に相関関係がある．
　下顎頭皮質骨頂部に存在する軟骨厚は成人で平均約0.2mm，側頭骨下顎窩の軟骨厚は平均約0.4mmと薄く[5]，MDCT，CBCTでは通常みえない（図1，2）．
　出生時は下顎頭および側頭骨下顎窩の骨髄は赤色髄であるが，25歳頃にかけて下顎骨の脂肪髄化は前歯部・オトガイ部周囲から始まり，下顎体部，下顎枝へと広がり[5]，側頭骨骨髄は腹側より脂肪髄に置換し，25歳頃までに脂肪髄化が完了する．25歳頃までは下顎頭および側頭骨に赤色髄の残存がみられるため[6,7]，骨髄内に赤色髄残存を示唆するすりガラス状の高吸収域がCTで確認できる[8]（図3）．10歳前後の下顎頭成長が急峻な時期においても軟骨（肥厚）はCTで確認はできない．しかしながら，下顎頭の成長期において下顎頭皮質骨は菲薄状態を呈しており，特に10歳前後の軟骨肥厚時期では皮質骨の菲薄化様変化が著明となる（図3）．

正常顎関節CT 06

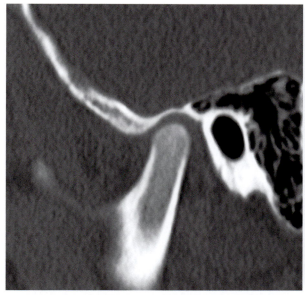
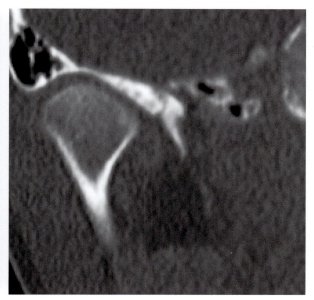
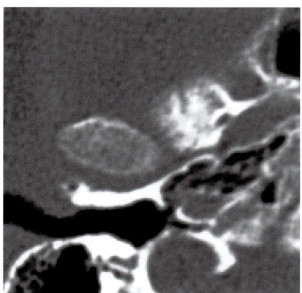

図3 MDCT（9歳）
側頭骨下顎窩の中央部からやや腹側に下顎頭が位置しており，小臼歯萌出時期に多い位置関係である．側頭骨下顎窩皮質骨は均一な厚さで認められるが，下顎頭の皮質骨は菲薄化し不明瞭で，下顎頭骨髄内に赤色髄を示唆するすりガラス状の高吸収域が観察できる．

● 参考文献

1) 上條雍彦．図説口腔解剖学 筋学．アナトーム社；1998．付11-18．
2) 酒井　修，金田　隆．顎・口腔のCT・MRI．メディカル・サイエンス・インターナショナル；2016．P197-206．
3) 箕輪和行．コーンビームCTの基礎と臨床．道歯会通信．2021；860：4-5．
4) 脇田　稔・他編．口腔組織・発生学 第2版．医歯薬出版；2015．P234
5) 脇田　稔・他監．口腔解剖学 第2版．医歯薬出版；2018．P130-132，203-205．
6) 山下康行監．知っておきたい顎・歯・口腔の画像診断．秀潤社；2017．P59，274-275．
7) Vande Berg BC et al. Magnetic resonance imaging of the normal bone marrow. Skeletal Radiol. 1998; 27: 471-483.
8) 大谷　昌・他．顔貌・骨格・顎関節から導く機能的顔貌主導型インプラント治療．医歯薬出版；2023．P45-50．

07 正常顎関節MRI

箕輪 和行　Kazuyuki Minowa

下顎骨，側頭骨MR信号

　MRIでは顎関節内外の軟組織構造を観察するのと同時に，下顎頭および側頭骨の骨髄の診断を行う．正常成人の下顎頭および側頭骨下顎窩の骨髄は脂肪髄であるため，T1強調像およびプロトン密度（PD）強調像で高信号，脂肪抑制T2（FsT2）強調像では信号が抑制され，低信号を示す（図1）．25歳頃までは脂肪髄化が完了するものの，それまでは下顎頭および側頭骨に赤色髄の残存がみられるため[1]，必ずしも下顎骨や側頭骨下顎窩全体の骨髄信号がT1，PD強調像で高信号にはならない．赤色髄が残存している部分は赤色髄と脂肪髄との割合で信号がさまざまとなるが，一般的にはT1，T2強調像で低信号，FsT2強調像，STIR像で高信号になる[2]（図2）．

　下顎骨の脂肪髄化が前歯部・オトガイ部周囲から始まり，下顎体部，下顎枝へと広がっていく[3] 途中で，年齢によっては脂肪髄化境界面が明確にみえる場合もある[2]．

　側頭骨および下顎頭皮質骨はT1，T2，PD強調像で低信号（無信号）を示すが，撮像原理の化学シフトアーチファクトにて皮質骨に菲薄化や欠損様がみえることがあるので注意が必要で，必ずMDCT，CBCTとの比較が重要となる．

　下顎頭および側頭骨下顎窩表面には軟骨が存在する．しかしながら，軟骨は薄く，MRIでも描出は困難であるが，10歳前後の成長期では軟骨が肥厚しているため，MRIで観察できる場合がある[2]．

顎関節軟部MR信号

　顎関節円板は，側頭骨下顎窩と下顎頭の間に関節円板が存在している．下顎頭は下顎窩の中央部にあり，下顎頭頂部上11時から12時の方向に円板後方肥厚部が存在することが，正常な位置とされている[1,2]．

　下顎頭，下顎窩の形態と同様に関節円板の形態にも多様な形態があり，関節円板が図3，図1で示すような典型的な形態を示すことは臨床上，経験することは多くはない[2,4]．

　関節円板は均一な線維組織でできており，水分が少ないため，T1，T2，PD強調像，STIR像，FsT2強調像など，いかなる撮像法でも関節円板は必ず均一な低信号（無信号）となるのが基本であり，円板内部に信号変化はみられない．もし，顎関節円板が不均一な信号を示す場合は反応した円板後部結合組織を誤って，関節円板と診断している可能性が高い[2]．ただし，無歯顎症例では円板そのものに穿孔を生じていることがあり，円板

正常顎関節MRI 07

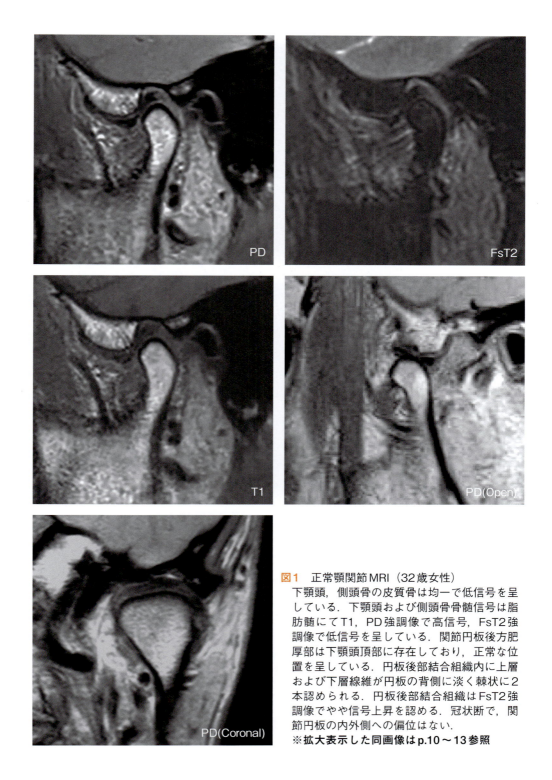

図1　正常顎関節MRI（32歳女性）
下顎頭，側頭骨の皮質骨は均一で低信号を呈している．下顎頭および側頭骨骨髄信号は脂肪髄にてT1，PD強調像で高信号，FsT2強調像で低信号を呈している．関節円板後方肥厚部は下顎頭頂部に存在しており，正常な位置を呈している．円板後部結合組織内に上層および下層線維が円板の背側に淡く棘状に2本認められる．円板後部結合組織はFsT2強調像でやや信号上昇を認める．冠状断で，関節円板の内外側への偏位はない．
※拡大表示した同画像はp.10〜13参照

の信号は均一にならないことを考慮する必要がある（p.28，29参照）．円板は前方肥厚部と中央狭窄部，後方肥厚部からなり，腹側は外側翼突筋に関節包を貫通し，連続している．関節円板には神経血管の分布はなく，円板の背側に連続する円板後部結合組織内に血管神経束が存在し，円板転位に伴う疼痛は同部で生じる．
　円板の内外側は下顎頭内外側に張り出した極部直下に付着している[2]．円板後部結合組織は関節液や顎運動に伴う組織液の出入りがあるものの，T2信号は通常高信号を示

CHAPTER 1 正常像と機能

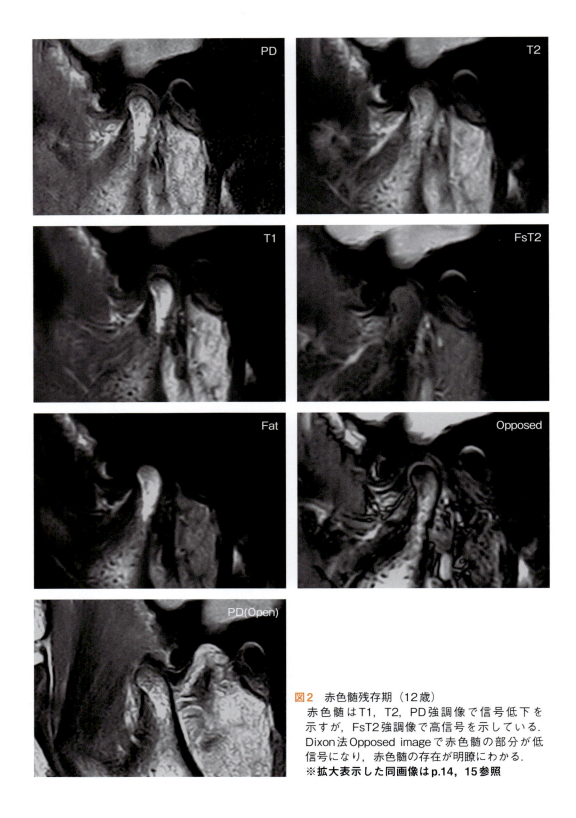

図2 赤色髄残存期（12歳）
赤色髄はT1，T2，PD強調像で信号低下を示すが，FsT2強調像で高信号を示している．Dixon法Opposed imageで赤色髄の部分が低信号になり，赤色髄の存在が明瞭にわかる．
※拡大表示した同画像はp.14，15参照

さない．しかしながら，咀嚼直後や長時間開口後などでは比較的T2信号が高くなることがしばしば観察される．特に水分に敏感なSTIR像，FsT2強調像では円板後部結合組織信号が上昇してみえる場合がある．

円板後部結合組織内の二層部上層および下層内に弾性線維を含む線維組織があり，正常例でも，しばしば2本の線維構造がみられる．円板の前方転位の場合は同部に沿って明

正常顎関節MRI 07

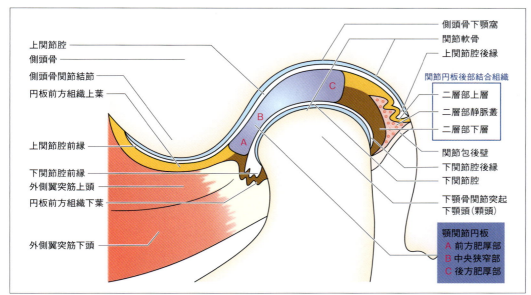

図3 顎関節模式図
（文献5）を一部改変）

確な線維化および密度上昇が初期に起こる[6]．したがって，関節円板前方転位症例では関節円板から後方に2本の突起状構造が早期の線維化反応時にみられることが多い．

顎関節円板転位で早期に生体反応を示す部位は血管のある円板後部結合組織であり，顎関節部疼痛がみられる場合は同部に浮腫性変化，出血を生じている場合が多く，T2強調像，STIR像，FsT2強調像で円板後部結合組織は高信号となる．しかしながら，早期出血が顕著な場合はT1強調像で信号上昇がみられる．

円板の前方転位に伴ってみられる円板後部結合組織の線維密度上昇や反応性の線維化は，円板後部結合組織の構造上，均一な反応性変化を生じない．したがって，T1，T2，PD強調像，STIR像，FsT2強調像で反応性変化をした線維化部分（Pseudodisk）は均一な低信号にはならない[2,7]．

顎関節は結合組織である関節包で包まれ，関節包の内部に滑膜が存在する．

滑膜は関節円板，下顎頭表面，下顎窩表面を除く，力の加わらない顎関節包内面すべてに存在し，滑液を産生する．顎関節上下関節腔内に滑液が存在しているが，その量はわずかで，正常であれば滑液はT2およびFsT2強調像で高信号の液貯留としては認められない．

開口時は，下顎頭の滑走とともに，関節円板は同調して移動する．下顎頭は下顎窩から腹側に滑走し，関節結節部からわずかに越えた位置まで滑走する．

● 参考文献

1) 山下康行監. 知っておきたい顎・歯・口腔の画像診断. 秀潤社；2017. P59, 274-275.
2) 大谷　昌・他. 顔貌・骨格・顎関節から導く機能的顔貌主導型インプラント治療. 医歯薬出版；2023. P45-50.
3) 脇田　稔・他監. 口腔解剖学 第2版. 医歯薬出版；2018. P130-132, 203-205.
4) 上條雍彦. 図説口腔解剖学 筋学. アナトーム社；1998. 付11-18.
5) 井出吉信・他編. 補綴臨床別冊 チェアサイドで行う顎機能診査のための基本機能解剖. 医歯薬出版；2004. P130.
6) 箕輪和行, 阿部　悟. 頭頸部領域のMagnetic Resonance Imaging-特に腫瘍性病変および顎関節症の診断について-. 北海道歯誌. 1994；15：227-252.
7) Som PM, Curtin HD. Head and neck imaging 4th edition. Mosby; 2005. P1016-1042.

08 正常変異像（二重下顎頭）

金田　隆　Takashi Kaneda

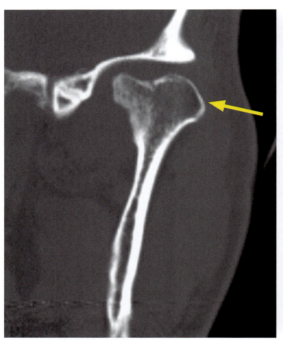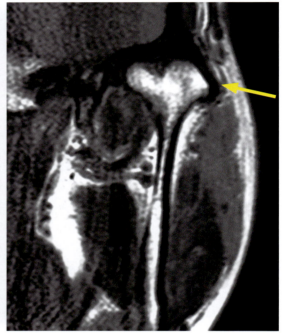

図1　二重下顎頭（68歳女性）
冠状断像にて下顎頭が二重の形態を呈している．下顎頭の骨髄信号に異常はなく，下顎頭の皮質骨は連続している（矢印）．

　下顎頭の先天異常や発育障害は，下顎頭の関節突起欠損，関節突起発育不全，関節突起肥大および二重下顎頭であるが，そのうち遭遇頻度の高い，正常変異は，二重下顎頭である．

　二重下顎頭は，機能に異常はみられず，下顎頭の骨髄や下顎頭の皮質骨の状態も保たれているのが特徴である（図1）．

09 下顎骨の加齢変化① 下顎頭

金田 隆 Takashi Kaneda

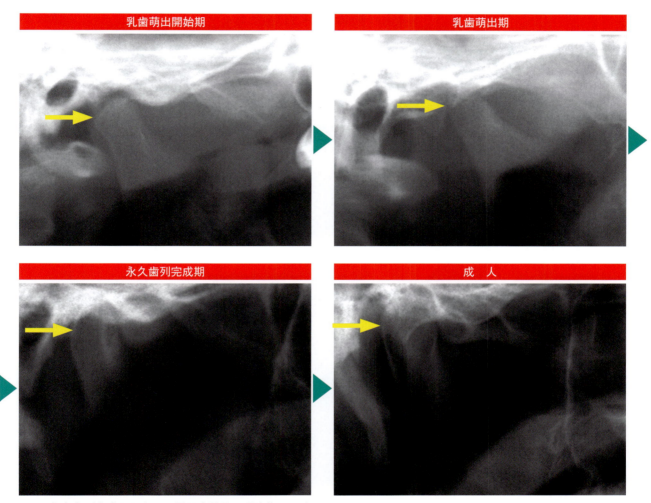

図1 永久歯列完成とともに下顎頭皮質骨は明瞭化してくる

　下顎頭は単純X線検査やパノラマX線検査等で乳歯列から混合歯列期および永久歯列期と成長を続ける．永久歯列期以降に下顎頭の皮質骨は明瞭化される（図1）．

10 下顎骨の加齢変化② 下顎骨骨髄

金田　隆　Takashi Kaneda

　出生直後の下顎骨内の骨髄はすべて造血機能を営む赤色髄で構成され，加齢に伴い，下顎骨前歯部から小臼歯部，大臼歯部，下顎骨体部および下顎頭へと黄色髄（脂肪髄）化が進み，20歳前後にはすべて黄色髄（脂肪髄）に置換される（図1）．

　MRI検査による各組織の信号強度を示す（表1）．赤色髄はT1強調像，プロトン密度（PD）強調像およびT2強調像にて低信号，STIR法やDixon法等による脂肪抑制像で高信号を呈する．また，黄色髄（脂肪髄）はT1強調像，PD強調像およびT2強調像にて高信号，脂肪抑制像で低信号を呈する（図2）．

　よって，下顎骨骨髄のMR像が，加齢変化するため，異常と間違えぬよう読像する必

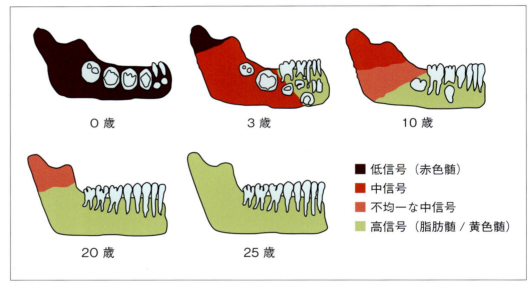

図1　下顎骨骨髄の加齢変化
　加齢に伴い下顎前歯部から脂肪髄化され，20歳以上でほぼ脂肪髄に置換する．MRIでは骨髄の信号変化が画像化される．（文献1）を元に作成）

表1　MRIによる各組織の信号強度（Spin echo法）

	T1強調像	T2強調像
多くの腫瘍，囊胞	低～中信号（灰）	中信号（灰）～高信号（白）
脂肪，黄色髄，耳下腺	高信号（白）	高信号（白）
粘膜，リンパ節	中～高信号（灰）～（白）	高信号（白）
筋肉，神経	低～中信号（灰）	低～中信号（灰）
関節円板，筋膜，赤色髄	低信号（灰）	低信号（灰）
副鼻腔，骨皮質，石灰化物	無信号（黒）	無信号（黒）

下顎骨の加齢変化② 下顎骨骨髄

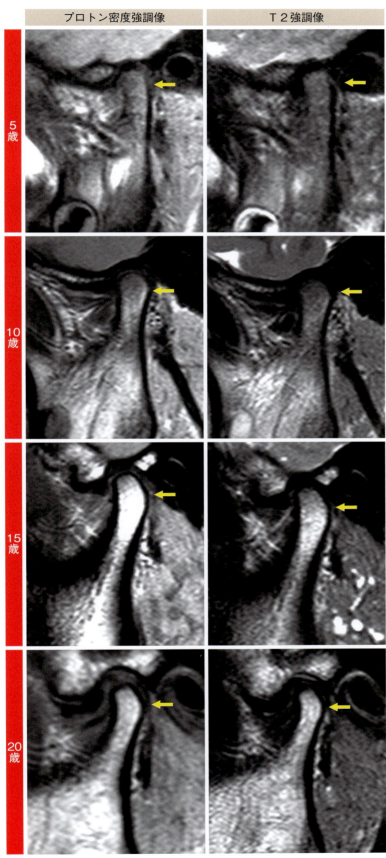

図2 下顎頭の骨髄信号は，赤色髄の分布により10代前半でT1，T2強調像ともに低信号を呈し，10代後半から脂肪髄化により高信号を呈す（矢印）．

要がある．なお，成人の下顎頭骨髄が脂肪髄の信号を呈しないときは，顎関節症や炎症以外に，血液疾患や悪性腫瘍および転移等の可能性もあるため，慎重な鑑別診断が必要である（**CHAPTER 3**を参照）．

● 参考文献

1) Kaneda T et.al. Magnetic resonance appearance of bone marrow in the mandible at different ages. Oral Surg Oral Med Oral Pathol Oral Radiol Endod. 1996; 82: 229-233.

CHAPTER 2

画像検査法

MRIとCTはどう選択するのか，MRIの各撮像法はどう異なるのか，適切なMRI検査のオーダー法とは——．これらの疑問に答えるMRI・CTの原理・特徴などの基礎を知る．

01 単純およびパノラマX線検査

金田　隆　Takashi Kaneda

表1　画像検査法の診断精度（骨変化の評価）

パノラマX線撮影法	71〜84%
パノラマ顎関節撮影法	78%
側斜位経頭蓋撮影法	50〜60%
断層X線撮影法	63〜88%
CT	66〜87%
MRI	60〜100%

　画像検査法の骨変化の診断精度を示す（表1）．
　単純X線検査は，撮影方向や重複像に左右されるため，骨変化の診断精度は低い．また，パノラマX線検査による骨変化の診断精度は単純X線検査よりも比較的高く，顎関節疾患以外の病変のスクリーニング，歯や顎骨病変と顎関節疾患との鑑別診断にも有効である（図1）．しかしながら，3次元方向での検査が不可能なため，精査はCT検査を必要とする．

1）除外診断や骨変化をみるのに効果的な検査法
2）回転断層X線検査のため独特のアーチファクト（障害陰影）が生じる

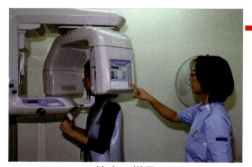
検査の様子

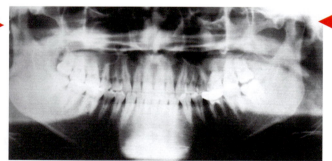
パノラマX線画像

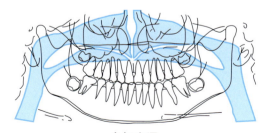
含気空洞

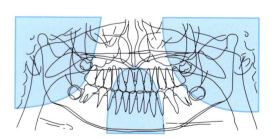
頸椎によるアーチファクト

図1　パノラマX線検査

02 MRIとCTの選択法

金田　隆　Takashi Kaneda

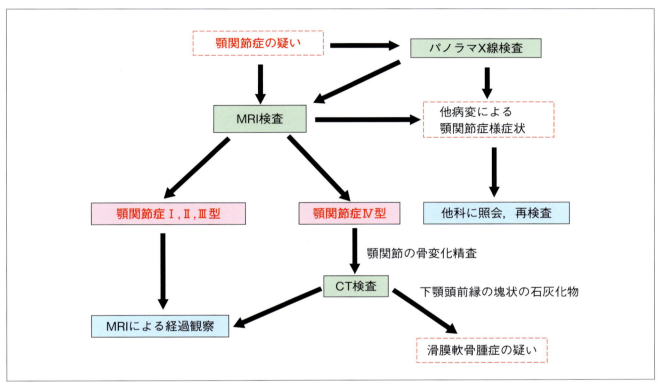

図1　顎関節症の画像検査の流れ（歯や顎骨疾患と顎関節症の鑑別）

　　顎関節症の画像検査の流れを示す（図1）．MRI検査を中心に顎関節の精査を施す必要がある．

03 MRI検査の原理・特徴

金田　隆 Takashi Kaneda

- MRI（Magnetic resonance imaging）とは，磁気共鳴現象（MR現象）によって生じる水素原子からの信号で体内を画像化した画像検査法である（図1）.

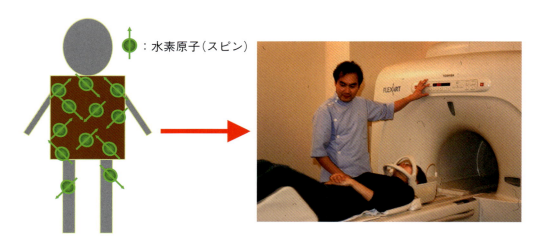

図1　MRI（Magnetic resonance imaging）とは？
磁気共鳴現象（MR現象）によって生じる水素原子からの信号で体内を画像化した画像検査法.

- X線検査はカルシウムの増減を異常像として検出するに対し，MRIは水素の分布を電磁波の共鳴によって把握する，被曝のない画像検査法である（図2）.

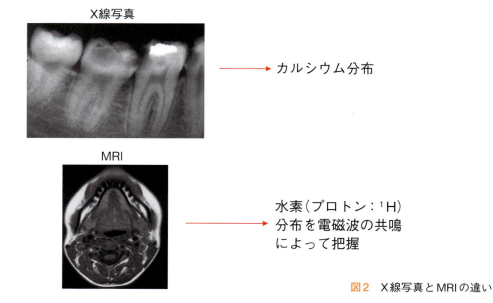

図2　X線写真とMRIの違い

46

MRI検査の原理・特徴 03

・MRI検査の代表的な撮像法であるSpin echo法のT1強調像はおもに脂肪を強調した画像であり，形態的な観察に優れる．T2強調像は水を強調した画像であり，正常組織と疾患部位の組織コントラストを明瞭に抽出する．これら複数のシーケンスを組み合わせて画像診断をするのがMRI検査である（図3）．

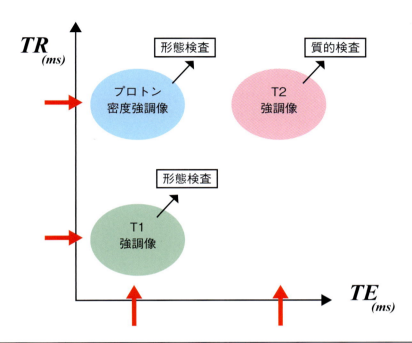

T1 強調像	・脂肪を強調した画像． ・おもに形態的な観察に優れ，解剖像に近い． ・TR，TE ともに短い．
T2 強調像	・水を強調した画像． ・主に病理像に近い． ・正常組織と疾患部位の組織コントラストを明瞭に抽出． ・TR，TE ともに長い．
造影 T1 強調像	・腫瘍の鑑別診断に有用．
プロトン密度（PD）強調像	・関節円板の形態的な観察に優れる． ・T1 強調像とほぼ同様に解剖像がみやすい画像．

図3　MRI各撮像法の解釈（Spin Echo法）
　TR（Repetition time）：くり返し時間，TE（Echo time）：エコー時間であり，これらのラジオ波の与え方によりT1，T2，プロトン密度強調像が得られる．

CHAPTER 2 画像検査法

- MRI検査の長所，短所を示す（図4）．被曝がなく，組織コントラストに優れるMRI検査であるが，強磁場での検査のため，検査対象の制限や独特のアーチファクト（障害陰影）が発生することも熟知すべきである．
- MRI検査は，関節円板の位置や形態および下顎頭の骨髄信号の検査に優れる．

長　所

1) 被曝がなく無侵襲である．
2) 組織分解能に優れる．
3) 患者の体位を変えることなく任意方向の撮像が可能．
4) 骨，空気によるアーチファクトが少ない．
5) 血流情報が得られることである．
6) 脳の機能情報が得られる．

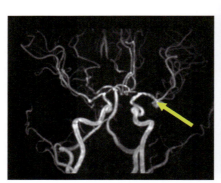

左中大脳動脈瘤（矢印）

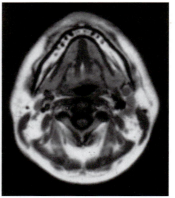

体軸横断T1強調像
筋肉や脂肪等の各組織が明瞭に摘出されている

短　所

1) 石灰化やガス体の情報が得られない．
2) 検査対象の制限がある．
　　ペースメーカーや脳内クリップ等の保持者は禁忌
3) アーチファクトの発生がある．
　　・体動によるもの
　　・磁性体によるもの

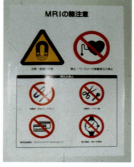

MRI検査時の注意点

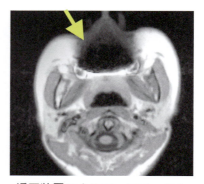

矯正装置によるアーチファクト

図4　MRIの長所と短所

MRI検査の原理・特徴 03

- MRI装置は1.5T以上の高磁場で，効果的なコイル（多チャンネルのフェイズドアレイコイルや高分解能の画質が得られる顎関節専用コイル）を用いることが望ましい．
- MRI撮像のシーケンスは矢状断像による，開閉時のプロトン密度強調像，閉口時の冠状断像，および閉口時のT2強調像を用いるのが一般的である．
- 分解能の高いMRI検査が望ましい．修復物などの種類により金属アーチファクトが異なり，歯の切削バーの破片の歯肉迷入にてアーチファクトが生じる鋭敏な検査と留意する必要がある（図5，表1）．

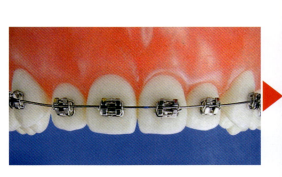 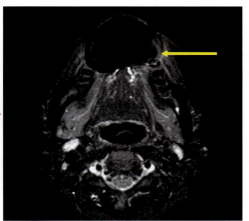

図5　矯正装置による口腔内の金属アーチファクト
矯正装置により大きな金属アーチファクトが生じている．

表1　口腔内の磁性体によるMRI金属アーチファクト（メタルアーチファクト）

白金加金，金パラジューム	(-)
ニッケルクロム，ステンレススチール	(++)
アマルガム	(-)
歯科用バーの歯肉迷入	(+)

金属の種類によるアーチファクト：(-) 生じない，(+) 生じる，(++) 強く生じる．
※基本的に磁性体以外は金属アーチファクトを生じない．
※歯の切削時のバーの破片が歯肉に迷入しても金属アーチファクトが出現する．
（文献1）より引用）

参考文献

1) Kaneda T et al. Dental bur fragments causing metal artefacts on MR images. AJNR Am J Neuroradiol. 1998; 19: 317-319.

04 CT検査の原理・特徴

金田　隆　Takashi Kaneda

- X線CT（Computed Tomography）は被写体を挟んでX線管球と高感度の検出器を対向させ，多くの方向からX線を照射し，人体のX線吸収率よりCT値を得，これをコンピュータで処理して画像の再構成を行い，人体の断層像を得る方法である（図1）．
- 1972年，英国EMI社のHounsfieldにより開発された．

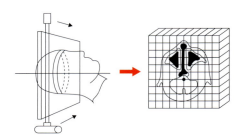 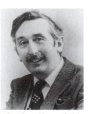

Godfrey Hounsfield
（1919〜2004年）

図1　X線CT（Computed tomography）の原理
被写体を挟んでX線管球と高感度の検出器を対向させ，多くの方向からX線を照射し，人体のX線吸収率よりCT値を得，これをコンピュータで処理して画像の再構成を行い，人体の断層像を得る方法．1972年英国EMI社のHounsfieldにより開発された．

- CTはX線を透しやすいものを黒く表示（空気，ガスなど），X線を透しにくいものを白く表示（骨など）する（図2）．
- CTはフィルムの代わりに放射線の検出器を用いる．
- 検出器を用いたため広い範囲でのX線量のわずかの差を検出し，1回のCT検査のデジタルデータから自由に何回も画像が観察できる．
- コンピュータの画像の再構成は人体の撮像部分を多数の画素（ピクセル）に分割し再構成し，多数の白黒の濃度差として表示する．
- ピクセル（Pixel）は画素を示し，CT画像を構成する最小単位である．
- ピクセルサイズ×スライス厚＝ボクセル（Voxel：画像最小単位容積）．
- スライス厚は，従来は被写体を透過するX線ファンビームの厚さであったが，現在のCT装置はボリュームデータ採取後の画像観察のために任意に決定する画像の厚さを指す．

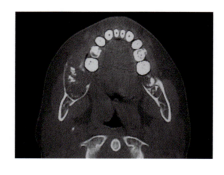

- X線を透しやすいもの
  →黒く表示（空気orガス）
- X線を透しにくいもの
  →白く表示（骨など）

図2　X線CTは何を画像化しているのか？

- 重複のない断層面が得られ，空間および時間分解能に優れ，骨や石灰化の描出に優れる（図3）．下顎頭や関節結節の微細な骨吸収や骨硬化の検査に有用である．
- 欠点は被曝があり，パーシャルボリューム効果（部分体積効果）が生じ，骨・気体および金属によるアーチファクト（障害陰影）が生じる（図3）．

長　所	短　所
1) 重なりのない断層面が得られる． 2) MRIより空間分解能に優れる． 3) 骨や石灰化の描出に優れる． 4) 時間分解能に優れる．	1) 被曝がある． 2) パーシャルボリューム効果（部分体積効果）*が生じる． 3) 骨・気体および金属によるアーチファクト（障害陰影）が生じる．

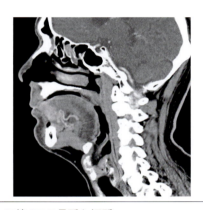 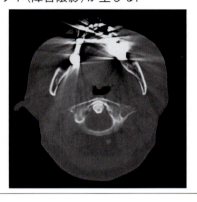

図3　X線CTの長所と短所
＊パーシャルボリューム効果（部分体積効果）：CTのアーチファクトの一種で臓器や腫瘍の境界部で本来と違ったCT値を呈すること．

- パーシャルボリューム効果はCTアーチファクトの一種で臓器や腫瘍の境界部で本来と違ったCT値を呈することである．
- 患者の動きや金属によるアーチファクトが生じる欠点を持つ．金属アーチファクトを避けるため，口腔内咬合平面に沿って撮像し，再構成画像を用いて観察する（図4）．
- Cone beam CT（CBCT）やMultidetector raw CT（MDCT）検査は金属アーチファクトの少ない咬合平面に沿って撮像し，再構成画像を用いて観察する．しかしながら，パーシャルボリューム効果や，関節窩や関節結節からのアーチファクトの問題は画像検査時に考慮して診断する必要がある．

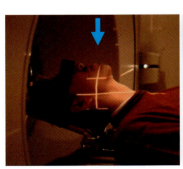 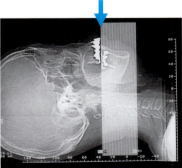 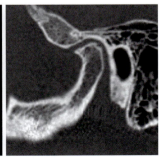

図4　口腔内の歯の充填物による金属アーチファクトを避けるには
　下顎下縁に沿って撮像する（体軸横断像では効果的）か，咬合平面（MDCTの撮像）に沿って撮像し，再構成画像を用いて観察する．

05 MRI検査の依頼① 顎関節に関連する撮像法の種類・特徴

箕輪 和行 Kazuyuki Minowa

　MRIは撮像原理として，磁場を利用し，生体内の水素の緩和現象を画像化するもので，さまざまな撮像法が現在，使用されている．

　顎関節に必要な撮像法はSpin echo法T1強調像，T2強調像，プロトン密度（PD）強調像であり[1]，骨髄内の脂肪髄の信号を抑制し，骨髄内の異常信号を描出しやすくする脂肪抑制T2（FsT2）強調像，脂肪抑制法の一つであるSTIR像やDixon法をT2強調像の代替または付加して使用するのも良いと考える．脂肪抑制画像は，使用する装置により，脂肪抑制効果に不均一な場合があり，非脂肪抑制画像との比較が必要となることがある．

　さらに25歳までの年齢の人には下顎頭や側頭骨に赤色髄の残存がしばしばみられるため[2-4]，赤色髄同定のためDixon法が有用と考える[4]．顎変形症患者で下顎骨形態に左右差がある場合，過成長側の下顎頭赤色髄は対側に比し，多く残存していることが認められ[5]，成長のポテンシャルをみる場合に有効と考える．Dixon法は成長期の患者の治療を行う矯正治療の際には必要な検査であるが，25歳以上の成人患者の顎関節検査の際は必要ではないと思われる．

　しかしながら，Dixon法では脂肪抑制画像がその原理の性質上可能なので，STIR法などの他の脂肪抑制画像がパフォーマンス低下を生じている場合は脂肪抑制画像として，使用することも可能である．

顎関節部基本プロトコル

撮像方向：Parasagittal
閉口位：T1，FsT2，PD
開口位：PD
赤色髄評価：Fat image，Opposed image を含めDixon追加
必要があれば：Coronal image 追加

図1 顎関節部基本プロトコル

Spin echo法

プロトン密度（PD）強調像（図2）

顎関節円板と関節液とのコントラストがつきやすく，関節円板の位置を同定するときに適しているが，関節円板と下顎頭・側頭骨皮質骨の信号強度に差はなく，円板が転位していない場合や関節円板が扁平形態の場合は円板の位置の同定が困難なことがある．

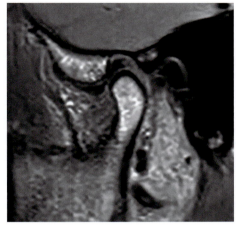

図2　プロトン密度強調像
（32歳女性，正常顎関節）

T1強調像（図3）

Signal/Noise比が高く，脂肪組織が高信号になるため，正常成人側頭骨・下顎骨骨髄内の評価をする場合に有用である．または関節円板の描出にはPDに比較すると関節円板が低信号になりづらく，円板描出能は劣る．顎関節周囲の解剖学的構造を把握するのに利用する．

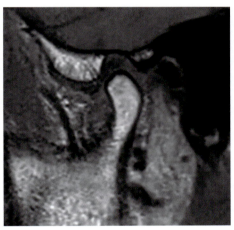

図3　T1強調像
（32歳女性，正常顎関節）

T2強調像（図4）

骨髄や関節腔内，外側翼突筋などの関節周囲に異常が生じたときは高信号を示す．しかしながら成人の骨髄は脂肪髄であり，脂肪髄もT2で高信号を示すため，骨髄内の異常の場合は，コントラストがつきにくいことがある．したがって骨髄内病変の描出能が劣るため，顎関節腔内や顎関節周囲の軟組織の診断に使用する．

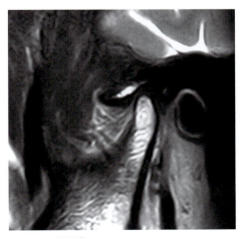

図4　T2強調像
（32歳女性，正常顎関節）

CHAPTER **2** 画像検査法

脂肪抑制T2（FsT2）強調像（図5）

脂肪抑制法には，1）選択的脂肪抑制法，2）非選択的脂肪抑制法，3）水選択的励起法，4）水/脂肪信号相殺法などさまざまな方法があり，各MR装置の性能により選択される．

FsT2強調像は顎関節周囲脂肪組織や脂肪髄の信号を抑制し，病変のみを高信号に描出するため，下顎頭や側頭骨の骨髄内の浮腫や腫瘍性病変評価，上下関節腔内液貯留，円板後部結合組織内の浮腫を評価するのに適している．顎関節部の正常画像では全体が暗い画像で，側頭葉周囲の脳脊髄液が高信号になるのが特徴である．

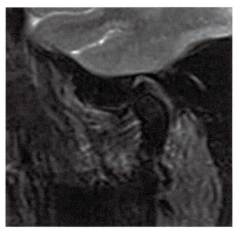

図5 脂肪抑制T2強調像
（32歳女性，正常顎関節）

その他

STIR法（図6）

脂肪抑制法の一つで，非選択的脂肪抑制法と呼ばれ，水に鋭敏で水分の多い組織は高信号となる．微妙な円板後部結合組織内の浮腫や関節腔内の液貯留を検索するときに有用である．関節円板を含め，解剖学的な構造や位置を評価する場合には適さない．基本的にFsT2強調像と同じような画像であるが，水に鋭敏な画像であるため顎関節部画像では側頭葉周囲の脳脊髄液が目立つのが特徴になる．

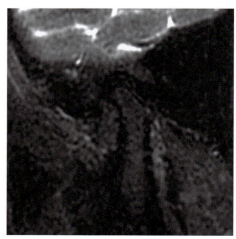

図6 STIR法
（55歳女性，正常顎関節）

Dixon法

脂肪抑制法の一つで，水/脂肪信号相殺法と呼ばれ水と脂肪の位相差を利用しコントラストをつける画像である．水と脂肪の位相差にてFsT2強調像（図7a），脂肪と水の信号を合わせた画像（In phase，図7b），脂肪画像（Fat image，図7c），水と脂肪信号の信号差の絶対値符号付き画像（Opposed image，Out of phase，図7d）などが得られる．脂肪抑制画像だけではなく，赤色髄の評価をするときには特に水と脂肪信号の信号差の絶対値符号付き画像は有効である．

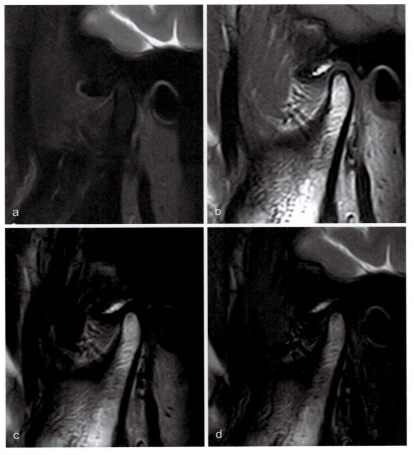

図7　Dixon法
（33歳女性，正常顎関節〔3tesla〕）

拡散強調像（Diffusion-weighted image：DWI）（図8）

組織内の水分子の拡散のしにくさを強調した画像である．

FsT2強調像では水分は著明な高信号として描出され，これに強い傾斜磁場（Motion probing gradient：MPG）を付加すると水分は動く．動きの大きな水分の信号は低下し，動きの制限された水分の信号低下は小さく，相対的に高信号になる．MPGの強さを示す指標がb値（b-value，単位s/mm²）であり，b値を大きくすると水の拡散制限をより強調でき，通常b=1,000 s/mm²で撮像されることが多い．

CHAPTER **2** 画像検査法

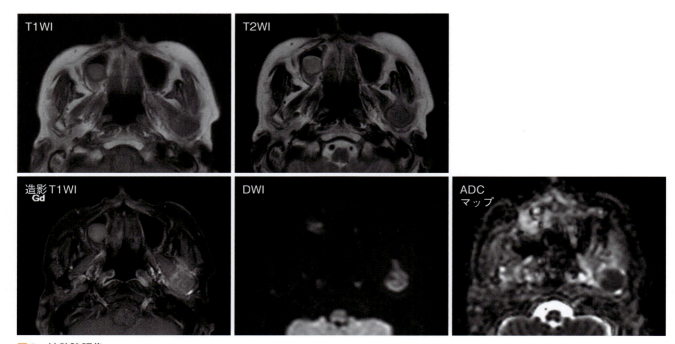

図8 拡散強調像
（86歳男性，前立腺癌左下顎頭転移）
T1WIで左下顎頭に低信号を示す軟組織病変がみられ，腫瘤形成と骨破壊を呈する．
T2WIで病変は軽度高信号を示し，造影T1WIにて病変は全体的に造影効果を示す．
DWIで病変は高信号，ADCマップでは信号が低下し，病変の拡散低下が示唆される．
以上，転移性骨腫瘍（前立腺癌）として矛盾はない．

　DWIはMPGを付加しない元のT2強調像（b=0）の影響を受けるため，T2強調像で高信号を示す部分が偽病変（T2shine-through）となることがある．これを鑑別するために通常は2点以上のb値（b=0, 1,000）を撮像し，これから見かけ上の拡散係数（Apparent diffusion coefficient：ADC，単位 mm^2/s）マップを作成する．

　DWIの読像では正常組織より高信号を示す部位を探すことになるが，正確にはADCマップと合わせて検討する必要がある．拡散制限のある部位はADCマップで低値を示すが，DWIで高信号を示す偽病変（T2shine-through）はADCマップ高値を示し，鑑別になる．DWIでは急性期の梗塞，腫瘍は高信号になる．ADCマップにおいて腫瘍は基本的に信号低下を示す．

参考文献

1) 酒井　修，金田　隆．顎・口腔のCT・MRI．メディカル・サイエンス・インターナショナル；2016. P197-206.
2) 脇田　稔・他監．口腔解剖学 第2版．医歯薬出版；2018. P130-132, 203-205.
3) Vande Berg BC et al. Magnetic resonance imaging of the normal bone marrow. Skeletal Radiol. 1998; 27: 471-483.
4) 上谷雅孝編．骨軟部疾患の画像診断 第2版．秀潤社/Gakken；2010. P303-313.
5) 大谷　昌・他．顔貌・骨格・顎関節から導く機能的顔貌主導型インプラント治療．医歯薬出版；2023. P45-50.
6) 岡野友宏編．歯科放射線学．医歯薬出版；2024. P177-178.

06 MRI検査の依頼② 撮像断面の位置決め

箕輪 和行　Kazuyuki Minowa

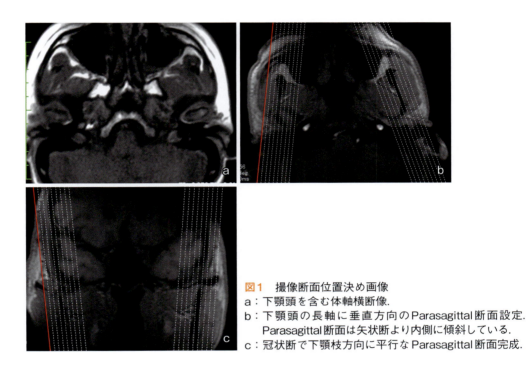

図1 撮像断面位置決め画像
a：下顎頭を含む体軸横断像.
b：下顎頭の長軸に垂直方向のParasagittal断面設定.
　Parasagittal断面は矢状断より内側に傾斜している.
c：冠状断で下顎枝方向に平行なParasagittal断面完成.

3次元方向での撮像断面設定

　スライス方向は体軸横断（Axial）像で下顎頭を検索し（図1a），下顎頭の長軸に対し垂直方向に矢状断（Parasagittal）面を設定する．さらに，下顎枝の冠状断（Coronal）面にて下顎枝の内側傾斜に合わせて傾斜をつけ，下顎頭の長軸に垂直かつ下顎枝に平行な顎関節の撮像Parasagittal断面の設定が決定される（図1b，c）．下顎頭の向きが，左右で異なるため，Parasagittal断面の傾きは当然左右で異なる．

　Parasagittal断面画像が顎関節検査の基本となる．しかしながら，顎関節包の内外側に病変がある場合や特に円板の内外側転位が著明な症例では，冠状断を付加する必要がある．

閉口時および開口時の撮像

　閉口時だけではなく，開口時の撮像も顎関節の検査には必要である．関節円板に転位を認める場合，開口時に復位があるかどうかを確認する．

　開口時は円板と下顎頭の関係をみるので基本，プロトン密度強調像のみで問題ないが，関節包周囲にガングリオンや滑膜嚢胞などの病変が閉口時にみられる場合は，病変の下顎頭の移動に伴う変化をみるためにT2強調像または脂肪抑制T2強調像を付加すると良い．

07 MRI検査の依頼③ オーダー法

月岡 庸之 Tsuneyuki Tsukioka

症状と目的の違いによる撮像のシーケンス

　顎関節のMRIでは主に関節円板障害症状に対して行われることが多い．これは顎関節円板障害がMRIにより確定診断されるためである．この顎関節円板障害は円板の位置異常ならびに形態異常に継発する関節構成体の機能的ないし器質的障害として定義される．この顎関節円板障害は円板の転位，変性，穿孔，線維化によって生じるため，それらの描出に有用なシーケンスを選択する必要がある．また確定診断には開口時の円板位置情報も必要となるため，開口時撮影も行う．

　また加齢による下顎骨骨髄の赤色髄から脂肪髄への変化も症例によっては検査対象となることがある．出生時の下顎骨骨髄はすべて赤色髄のためT1強調像で低信号を呈するが加齢と主に前歯部から臼歯部，下顎枝方向に脂肪髄に変化していき下顎頭まで20歳以上ではほとんど脂肪髄へと置換される．つまりMRIによる顎関節検査では脂肪の信号となる．したがってSTIR法やDixon法などの脂肪抑制撮像シーケンスでの骨髄の異常検出は加齢による正常骨髄の分布を知ることが必須である．

　MRI検査順序としては，まず2種類の強調画像の撮像を行う．T1強調像では組織の大きさや構造の変化，出血部位を確認し，T2強調像では異常信号の領域を検出する．

　表1に推奨される目的別撮像方法とシーケンスを示す．

　症状に見合った検査方法を適切に指示することが患者の負担を軽減し，放射線技師や画像診断医への検査設定や読像の影響も和らげることになるため，撮像オーダーは熟慮して的確な指示表記を心がけるべきである[2]．

撮像時の注意点：コイル選択

　可能であればサーフェースコイルを使用することが望ましいが，頭部用または頭頚部用コイルでも撮影可能である．

閉口位

　撮像時は口を閉じて行う．撮影中に歯や舌を動かさないように説明する．

07 MRI検査の依頼③ オーダー法

表1　顎関節MRIの目的別撮像シーケンス1（文献1）より一部改変）

順序	1	2	3	4
目的	位置決め	位置決め	関節円板の形態把握	関節円板の形態把握 Joint effusion の確認
撮像法	Localizer	Localizer2	PD-SAG	T2-SAG
シーケンス	T1-FFE	T2-FSE	PDW-TSE	T2-TSE
撮像方法	2方向	Axial&Coronal	Sagittal	Sagittal
位置設定		顎関節頭を含むように	顎関節頭中心と筋突起中心のやや外側を結ぶ線に合わせる	顎関節頭中心と筋突起中心のやや外側を結ぶ線に合わせる

順序	5	6	7	8
目的	関節円板の形態把握	関節円板の形態把握 Joint effusion の確認	開口による位置ずれの確認	関節円板の形態把握 Joint effusion の検出
撮像法	PD-COR	FsT2-COR	Localizer2	T2-SAG
シーケンス	PDW-TSE	T2-TSE	T1-FFE	T2-TSE
撮像方法	Coronal	Coronal	2方向	Sagittal
位置設定	下顎頭に平行に合わせる反対側と重ならないように角度調整	下顎頭に平行に合わせる反対側と重ならないように角度調整	開口によって関節円板のいちが大きく変わっていないか確認	顎関節頭中心と筋突起中心のやや外側を結ぶ線に合わせる

表2　顎関節MRIの目的別撮像シーケンス2（文献1）より一部改変）

目的	関節円板の形態把握 Joint effusion の検出	関節円板の形態把握 Joint effusion の検出
撮像法	STIR-SAG	STIR-COR
シーケンス	STIR	STIR
撮像方法	Sagittal	Coronal
位置設定	矯正装置や義歯やインプラントなどある場合	矯正装置や義歯やインプラントなどある場合

開口位

　最大開口で行い，ガーゼを巻いたシリンジ内筒などをくわえて行う．撮像中は動かないように説明する．歯科矯正装置，口腔内金属がある場合は，脂肪抑制T2強調像のかわりにSTIR法を使用する（表2）．

参考文献
1）大学病院医療情報ネットワーク研究センター．『顔面・頸部領域推奨撮像条件』．https://plaza.umin.ac.jp/~JMRTS/dl/toukeibusuisyo2021.pdf
2）金田　隆編．「Q&A」で学ぶ歯科放射線学．学建書院；2011．

08 MRI検査手順

月岡 庸之　Tsuneyuki Tsukioka

①予約状況の把握と指示書の確認

指示書を患者から受け取り，必要な検査について受付および技師間で共有する（図1, 2）．

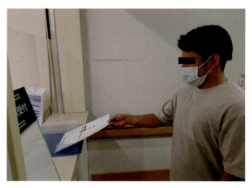

図2　指示書の提出

図1　顎関節症のMRI検査プロトコル
（日本大学松戸歯学部付属病院放射線科）

②患者への説明と問診およびチェック項目

被検者への本人確認を行う．ペースメーカー，脳動脈瘤クリップおよび人工関節等の磁性体を体内に埋め込んでいる患者は検査できないため，問診にて確実に確認する（図3）．更衣室へ導入し，更衣をしてもらう（図4）．

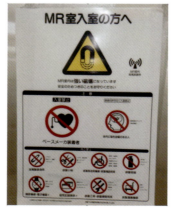

図3　注意事項の説明・確認

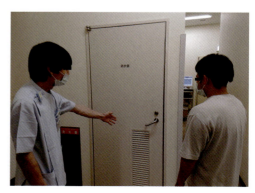

図4　検査衣への着替え

③検査の準備と登録確認

検査の目的と検査部位の確認の後，必要なRFコイルや機器を準備する．検査装置に被検者の登録を行いすぐに撮像できる状態にしておく（図5）．

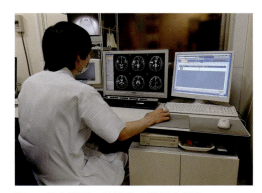

図5　検査装置に被検者の登録を行う

④検査室への導入

MRI検査室に入る前に，再度本人確認を行うとともに，眼鏡やイヤリング等の磁性体を含んでいるものを所持していないか確認し，所持している場合は外してもらう（図6）．

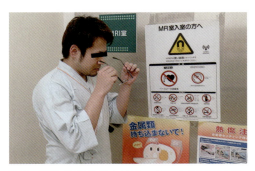

図6　磁性体を身につけていないかを確認する

⑤ポジショニングとコイルの装着

入室後，患者をMRI装置の寝台に位置付け，顎関節専用コイル（図7矢印）を装着する．火傷防止のためケーブル，ワイヤーの配置と手足の位置をチェックする（図7）．

検査時間中に動かないよう説明し，気分が悪くなった場合の通知手段を説明する．検査中の大音量についてはヘッドフォンを装着してもらい，姿勢安定器具により患者の安定性を向上させる．

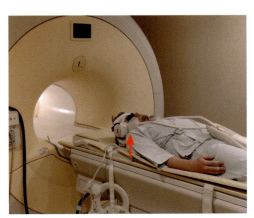

図7　ポジショニングの確認

CHAPTER 2 画像検査法

顎関節検査では，閉口時，開口時の矢状断および冠状断を撮像する．開口位撮像時は，バイトブロック等（図8矢印）で開口状態を維持させる．

検査衣がケーブルと絡んでいないか確認しながらガントリ内へ移動させる（図8）．

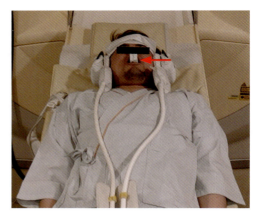

図8 検査衣がケーブルと絡んでいないか確認しながらガントリ内へ移動させる

⑥撮像開始

マイクで被検者に検査開始を伝える．位置決めの画像を撮像し，スライス位置と範囲を調整し，撮像シーケンスを設定する．

検査中はモニターと検査窓から患者の容態を監視して，急変時にはすぐに対応できるようにしておく（図9）．

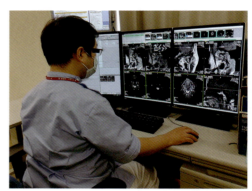

図9 モニターと検査窓から患者の容態を監視する

⑦検査終了

検査終了時に速やかに被検者に声かけして異常の有無を確認する．安全に検査台から降りてもらい，検査結果通知日時や会計の説明をする．

CHAPTER 3

異常像

顎関節症の診断に必要な関節円板の位置・動態・形態，Joint effusion，骨髄信号，骨変化の理解を深めるとともに，顎関節症との鑑別が必要となる代表的な10の疾患を学ぶ．

01 顎関節症①　MRIによる顎関節の画像診断

金田　隆 Takashi Kaneda

画像診断のポイント

　顎関節のMRIでは，1）関節円板の位置，2）動態，3）形態，4）Joint effusionの有無，5）下顎頭の骨髄信号の異常や，関節窩も含めた6）骨変化について診断する必要がある（図1）．

　正常な関節円板の位置は閉口時MRI矢状断像で，関節円板の後方肥厚部が下顎頭に対し12時の位置，中央狭窄部が10時の位置が正常の目安とされている（図1）．また，開口時MRI矢状断像は下顎頭と関節結節の間に関節円板の中央狭窄部が位置する状態であり，12時より前方の場合が前方位とされている．関節円板の位置異常と形態は密接な関係があり，通常矢状断像にて関節円板は蝶ネクタイ状の形態を呈しており，位置異常とともにその形態が変化する．

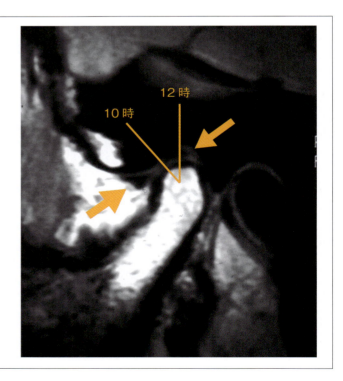

図1　顎関節のMRIで何がわかるか
異常のない関節円板の位置（➡）は，閉口時MRI矢状断像で，関節円板後方肥厚部が下顎頭に対し12時の位置，中央狭窄部が10時の位置が目安となる．

顎関節症に対するMRI検査の今後の展望

　顎関節症の分類を示す（図2）．通常，顎関節MRI検査は顎関節円板障害（Ⅲ型）や変形性顎関節症（Ⅳ型）が対象であるが，近年のMRI検査の進歩により，拡散強調像MRI検査による咀嚼筋のADC値の定量解析が臨床応用されている（図3）．咀嚼筋痛障害（Ⅰ型）や顎関節痛障害（Ⅱ型）は画像検査の対象ではないとされていたが，MRI拡散強調像による咀嚼筋のADC値による定量評価が報告されている．従来では困難とされていたⅠ型やⅡ型の画像による定量評価が可能となり，さらなる臨床応用が期待される．

　よって顎関節症の病態分類の全障害を検査できるMRI検査が顎関節症の最も適切な画像検査として推奨される．

- 咀嚼筋痛障害 myalgia of the masticatory muscle（Ⅰ型）
- 顎関節痛障害 arthralgia of the temporomandibular joint（Ⅱ型）
- 顎関節円板障害 temporomandibular joint disc derangement（Ⅲ型）
    a. 復位性 with reduction
    b. 非復位性 without reduction
- 変形性顎関節症 osteoarthrosis/osteoarthritis of the temporomandibular joint（Ⅳ型）

図2　顎関節症の病態分類（文献1）より引用）

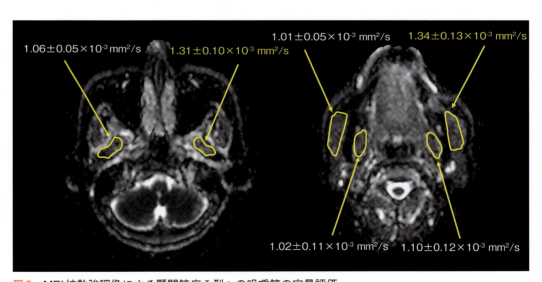

図3　MRI拡散強調像による顎関節症Ⅰ型への咀嚼筋の定量評価
　　MRI拡散強調像から，痛みのある側（左）の咀嚼筋ADC値は，痛みのない反対側（右）の咀嚼筋のADC値よりも有意に高く，筋痛の定量評価が可能となった．（文献2）より引用）

参考文献

1) 日本顎関節学会編．顎関節症治療の指針2020．2020．
2) Sawada E et.al. Increased Apparent Diffusion Coefficient Values of Masticatory Muscles on Diffusion-Weighted Magnetic Resonance Imaging in Patients With Temporomandibular Joint Disorder and Unilateral Pain. J Oral Maxillofac Surg. 2019; 77: 2223-2229.

02 顎関節症②
関節円板の位置・動態・形態

金田　隆　Takashi Kaneda

関節円板の診断

　関節円板の動態は，開口時および閉口時のMR像により円板の転位を診断する．関節円板の位置異常は前方転位（図1）がその大多数を占めるが，冠状断にて下顎頭内外側極を越える位置異常が認められた場合は，内側（図2）もしくは外側転位（図3）とし，矢状断で前方転位を伴う症例は前内側転位もしくは前外側転位と診断する．なお，側方転位，後方転位（図4）はまれである．

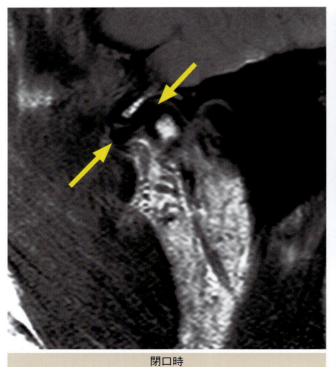
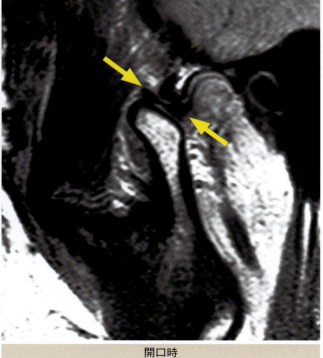

閉口時　　　　　　　　　　　　　　　　　　　開口時

図1　復位を伴う関節円板前方転位（55歳女性）
　右顎関節の疼痛，雑音を主訴に来院した．閉口時に関節円板は変形し（⇨），前方転位しており，開口時に関節円板は復位している（⇨）．関節円板は正常な位置に回復しており，形態は蝶ネクタイ状を呈している（⇨）．

顎関節症② 関節円板の位置・動態・形態　02

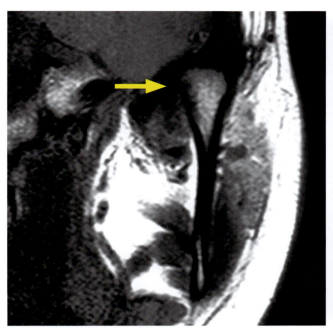

図2 関節円板の内側転位（19歳女性）
　顎関節プロトン密度強調冠状断像（閉口時）．関節円板は下顎頭内側極よりも内側に転位している（⇨）．

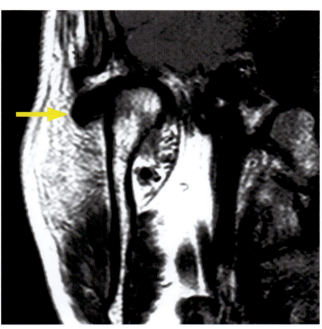

図3 関節円板の外側転位（54歳女性）
　顎関節プロトン密度強調冠状断像（閉口時）．関節円板は下顎頭外側極よりも外側に転位している（⇨）．

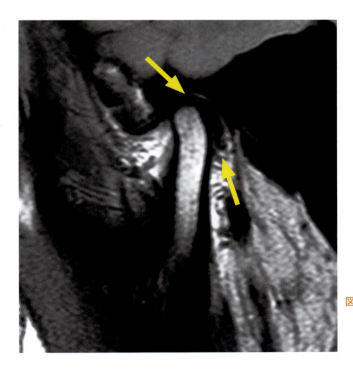

図4 関節円板の後方転位（20歳女性）
　右顎関節の疼痛，開口障害を主訴に来院した．顎関節プロトン密度強調矢状断像（閉口時）．関節円板は後方に転位している（⇨）．

CHAPTER 3 異常像

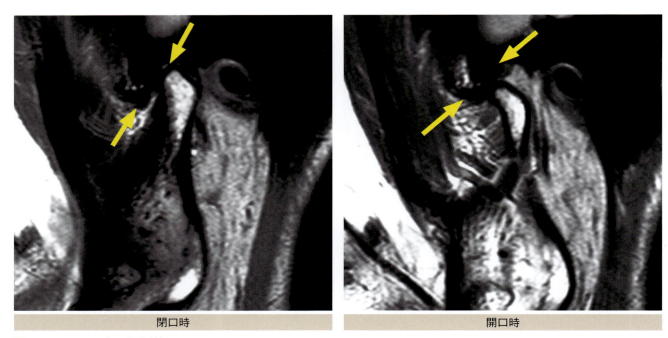

図5 Stuck disk（36歳女性）
顎関節プロトン密度強調矢状断像（閉口時，開口時）．開口不能を主訴に来院した．閉口時にて関節円板は前方転位（➡）しており，開口時に関節円板（➡）は滑走運動がみられない．下顎頭は関節円板により開口制限もみられる．

　開閉口位のMRI検査にて，関節円板の滑走を認めず，関節円板が固定化を示す状態がある（図5）．これはいわゆる"Stuck disk"とよばれる関節円板の癒着の可能性を否定できない，円板の滑走しない固定化を示す．

関節円板の前方転位

　臨床にて一番遭遇する可能性の高い，復位を伴う関節円板の前方転位の症例と，復位を伴わない関節円板の前方転位の症例の関係をシェーマにて示す（図6）．

復位を伴う関節円板の前方転位

　閉口位では関節円板は転位を示すが，開口に伴い下顎頭，関節結節との位置関係が正常に復位する．開口時の円板の復位と閉口時の再転位によるクリック音を臨床症状にて認める．

復位を伴わない関節円板の前方転位

　閉口位では関節円板は転位を示し，開口のどの顎位においても復位を示さない（図7）．しばしば開口障害の原因となりいわゆる"Closed lock"ともよばれる．

顎関節症② 関節円板の位置・動態・形態 02

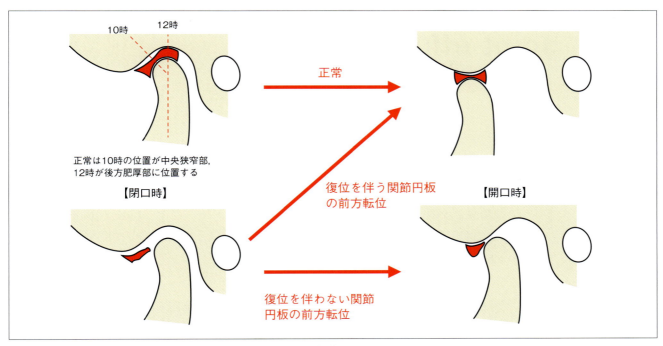

図6 開閉口時の関節円板の正常および前方転位症例のMRI診断時のシェーマ

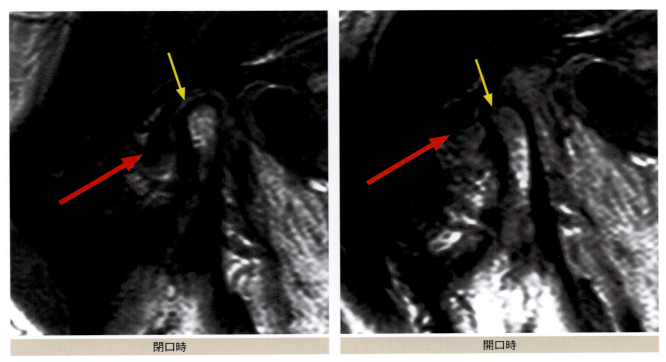

図7 復位を伴わない関節円板前方転位（55歳女性）
右顎関節の疼痛と開口制限を主訴に来院した．閉口時に関節円板は変形し（➡），前方転位しており，開口時に関節円板は復位していない（➡）．関節円板は変形し，復位がみられない．臨床的には開口制限がひどく，いわゆるClosed lockを呈している．また下顎頭前縁の一部に吸収もみられる（⇨）．

03 顎関節症③ Joint effusion

金田　隆　Takashi Kaneda

　Joint effusionは全身の関節腔内に貯留する滑液，血液，膿汁などの液体を総称して慣用的に用いられ，顎関節症患者の関節円板上下関節腔にT2強調像にて高信号を呈し，T2強調像で上関節腔から外側部にかけて多くみられる（図1）．Joint effusionの出現は患者の疼痛と関連があるとの報告がなされたが，疼痛との臨床症状の関連は一定の結論がいまだ出ていない．

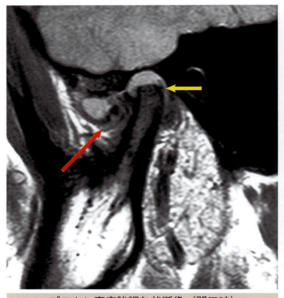

プロトン密度強調矢状断像（閉口時）

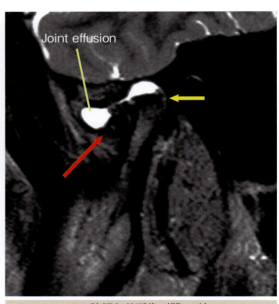

T2強調矢状断像（閉口時）

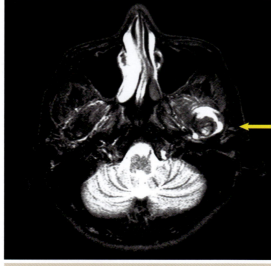

STIR体軸横断像

図1　多量のJoint effusionを伴う変形性顎関節症（34歳男性）
左顎関節の疼痛，開口障害を主訴に来院した．プロトン密度強調像の閉口時にて関節円板は変形し（➡），前方転位している．T2強調像閉口時にて関節円板は変形し（➡），その上方の上関節腔に多量のJoint effusionがみられ，STIR体軸横断像においても観察される（➡）．左下顎頭の変形も伴ってみられる（➡）．

04 顎関節症④ 骨髄信号の異常と骨変化

金田　隆 Takashi Kaneda

　X線検査では検出することができない，変形性顎関節症の初期から経過等も含め，骨髄信号の異常をMRIは早期に検出可能である（図1）．何らかの原因で骨髄変性が起きると骨髄信号の低下がみられる．下顎頭に骨髄信号の異常が起きているときは進行的な骨変形や吸収が継続することがあり，十分な経過観察が必要である（図2）．

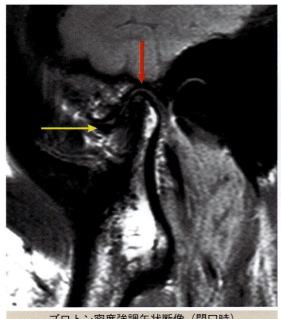
プロトン密度強調矢状断像（閉口時）

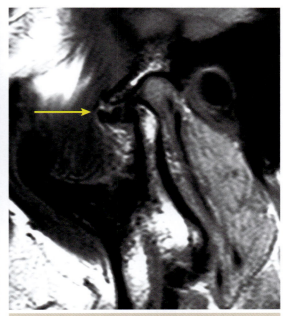
プロトン密度強調矢状断像（開口時）

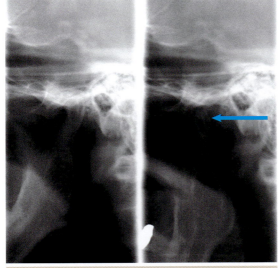
パノラマ4分割X線像

図1　変形性顎関節症（52歳女性）
プロトン密度強調像閉口時で関節円板は変形，前方転位しており（➡），下顎頭の変形も観察される（➡）．プロトン密度強調像開口時に関節円板は変形し（➡），復位はみられない．またパノラマ4分割X線像にて下顎頭の変形も観察される（➡）．

CHAPTER 3 異常像

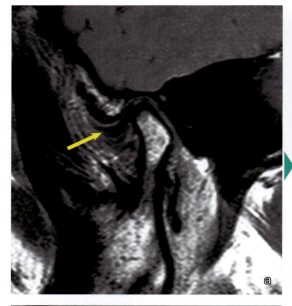
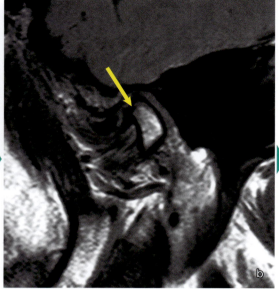
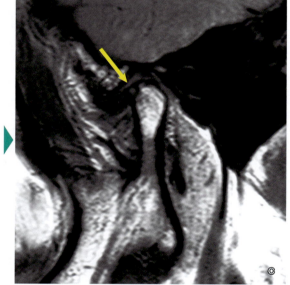

図2 変形性顎関節症の予後について
変形性顎関節症の経過症例（関節リウマチ等の全身疾患がない症例）：2017年4月には骨吸収はみられなかったが、3年後には骨変形を呈した.
a：2017年4月プロトン密度強調像で関節円板は前方転位がみられるが（⇨），下顎頭に明らかな骨変形はみられない.
b：2018年4月のプロトン密度強調像は下顎頭にわずかに骨吸収がみられる（⇨）.
c：2019年10月のプロトン密度強調像は下顎頭の変形が強まり、下顎頭前縁に骨棘所見も観察される（⇨）. 円板転位を生じた顎関節症は、経過にて下顎頭の骨吸収が進行することがあり、十分な経過観察が必要である. 下顎頭の骨吸収が進行すると、開咬状態になる. 前歯の開咬は下顎頭の形態に注意する必要がある.

　顎関節症の後期は、関節円板は変形し、下顎頭や関節結節は骨吸収により変形し、変形性顎関節症に移行する. 特にPCR（特発性下顎頭吸収）など、下顎頭骨吸収の進行的な精査はCTにおいても追加検査することが望ましい（図3）.

参考文献

1) 尾尻博也, 酒井　修編. 頭頸部のCT・MRI 第3版. メディカル・サイエンス・インターナショナル；2019. P303-326.
2) 金田　隆, 久山佳代編. Case Based Review 顎口腔領域の疾患. 永末書店；2017. P210-221.
3) 金田　隆, 倉林　亨編. 歯科放射線teaching file第3版. 砂書房；2015. P228-239.
4) Som PM, Curtin HD ed. Head and Neck Imaging 5th ed. Mosby; 2011. P1547-1613.
5) Kaneda T et al. Dental Bur Fragments Causing Metal Artifacts on MR Images. AJNR Am J Neuroradiol. 1998; 19: 317-319.

顎関節症④ 骨髄信号の異常と骨変化 04

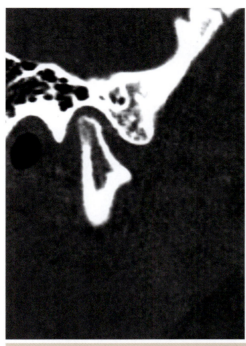
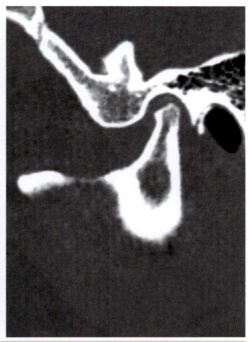

CT 骨表示矢状断像

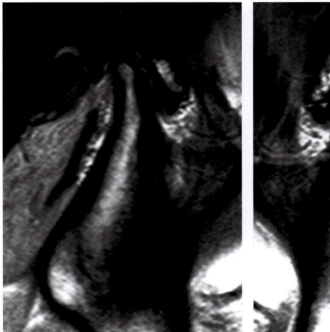
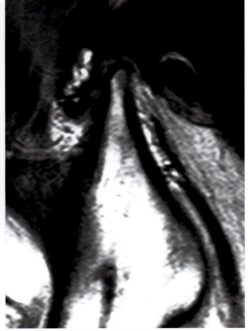

MRI プロトン密度強調矢状断像

図3 PCR（特発性下顎頭吸収）（18歳女性）
　左右下顎頭は劣成長であり，これに伴い開咬および歯列不正が生じている．左右下顎頭骨髄に明らかな信号異常はみられない．

6) Kaneda T et al : MR appearance of bone marrow in the mandible at different ages. Oral Surg Oral Med Oral Pathol. 1996; 82: 229-233.
7) Rao VM et al : The elusive "stuck" disk in TMJ by MR imaging. Radiology. 1993; 189: 823-827.
8) Westesson PL, Brooks SL. Temporomandibular joint : relationship between MR evidence of effusion and the presence of pain and displacement. AJR. 1992; 159: 559-563.

05 顎関節症と鑑別を要する疾患①
PCR（Progressive condylar resorption, 特発性下顎頭吸収）

箕輪 和行　Kazuyuki Minowa

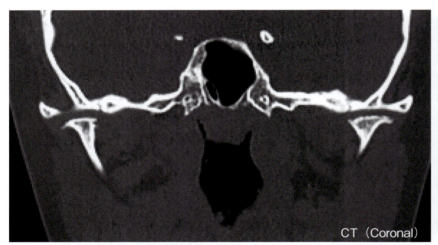
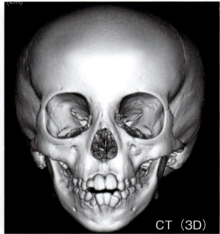
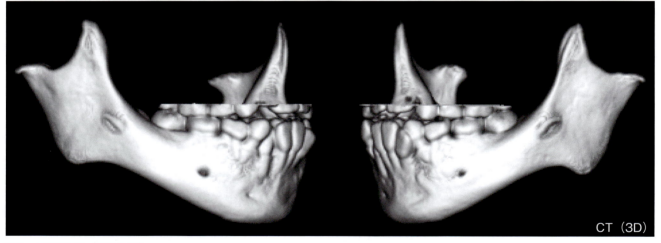

図1　PCR症例（7歳女児）

画像所見

両側下顎頭に著明な吸収を認め，筋突起より下顎頭は短くなっている．両側下顎頭の急速な吸収に伴い咬合は3D画像では開咬を呈している．顎関節の運動機能は残っており，関節円板は観察できる．

疾患・症例の解説

PCR（特発性下顎頭吸収）は，突然の下顎頭の高径減少，下顎頭体積減少とそれに伴う開咬がみられる原因不明の疾患である．

顎関節症と鑑別を要する疾患① PCR（Progressive condylar resorption，特発性下顎頭吸収） 05

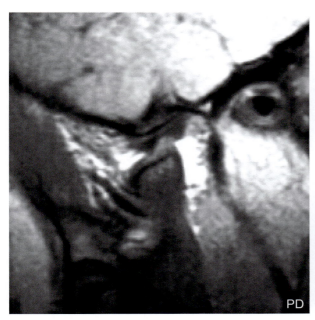
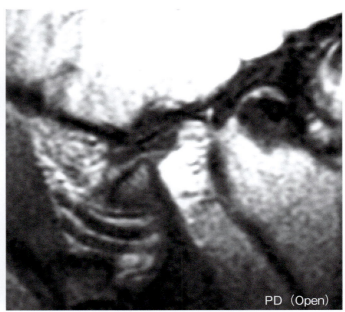

PD　　　　　　　　　　　　　　　　　PD（Open）

図1 PCR症例（7歳女児）（つづき）

　疫学調査では，男：女比＝1：10で，女児・女性に多い傾向がある．

　PCRは10，20代と50代の2峰性のピークであり，矯正治療や顎変形症に対する骨形成術施行後に発症することが多く，外傷と骨代謝の両方が，PCR発症に関与していると考えられている[1,2]．

　骨代謝，骨粗鬆症マーカーや炎症性ケモカインRANTES（CCL5）高値を示すことが多い．

　MMP-3（マトリックスメタロプロテアーゼ-3：滑膜，線維芽細胞の活動性をみる）上昇するとの報告がある[3]．

　画像所見はRA（関節リウマチ）による骨吸収と最終的には類似しているが，下顎頭の吸収途中がどのようになっているかの画像報告はなく，画像上でも不明な点が多い．

　PCRにおいて骨変化が停止するまで治療はしないこととされている[2,4]（99mTcを使用した骨シンチグラフィーで集積がなくなり，半年以上経過してから，治療へ移行することが推奨されている）．

　画像としてはRA病状進行後に近い，下顎頭吸収形態を示すことを臨床上，経験することが多い．

● 参考文献

1) 田中栄二．ICRとOAを考える．日顎雑誌．2017；29：156-161．
2) 君塚幸子・他．下顎頭吸収を伴う骨格性下顎頭吸収に対して顎矯正手術を施行した2例：北里医学．2018；48：33-40．
3) 渡辺陽久・他．顎関節の退行性病変におけるケモカインCCL5の役割とバイオマーカーとしての可能性．北海道歯誌．2023；44：12-15．
4) Kobayashi T et al. Progressive condylar resorption after mandibular advancement. Br J Oral Maxillofac Surg. 2012; 50: 176-180.

06 顎関節症と鑑別を要する疾患② 顎関節炎（化膿性）

箕輪 和行　Kazuyuki Minowa

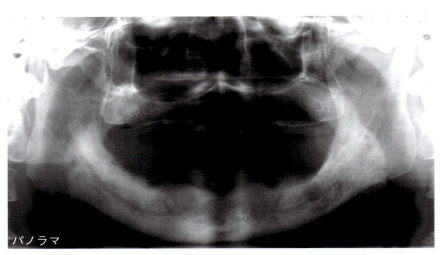
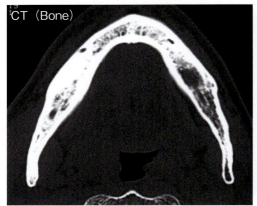
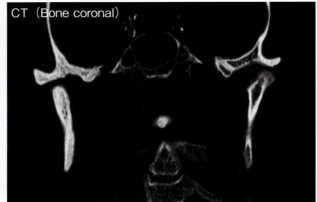

図1 顎関節炎（化膿性）症例（67歳男性）

画像所見

　67歳男性．パノラマX線写真，CTで右下顎骨体部骨髄に骨硬化がみられ慢性骨髄炎を示唆する．慢性下顎骨骨髄炎は下顎骨に沿って下顎頭および顎関節部まで進展し，側頭骨下顎窩まで骨硬化がみられる．MRIでは顎関節腔内に造影される軟組織を認め，下顎骨から連続する感染に伴う反応性変化が示唆される．化膿性顎関節炎の所見と考える．

顎関節症と鑑別を要する疾患② 顎関節炎（化膿性） 06

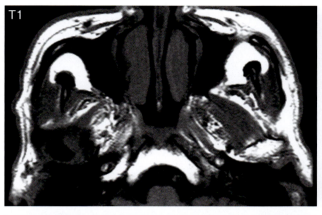
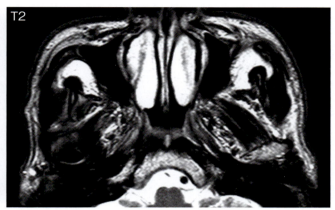
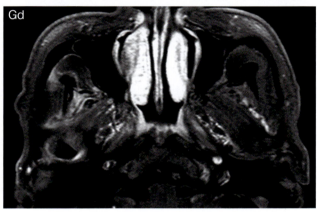

図1 顎関節炎（化膿性）症例（67歳男性）（つづき）

疾患・症例の解説

　化膿性顎関節炎は下顎骨の感染が顎関節に連続的に広がるものが一般である．小児の場合は下顎骨体部から下顎頭に連続する感染は少なく，顎関節部への血行感染が多い[1,2]．症状が突然発症し，急峻な開口障害を伴う．化膿性顎関節症の起炎菌はブドウ球菌や連鎖球菌が多く，放線菌，結核菌などによる場合も少ないがみられる．通常は片側顎関節でみられ，発赤，腫脹，疼痛があり，顎関節の運動機能は低下し，開口障害を呈する．顎関節腔内に炎症性軟組織が出現し，MRIの造影では著明な造影効果を認める．それと同時に関節腔内にT2高信号を示す浸出液の貯留を認めることが多い．

　炎症反応が強い場合は症状改善後，最終的には下顎頭軟骨破壊と骨膜消失に伴い下顎頭と下顎窩が骨癒合する強直症を発症する．

参考文献
1) 日本歯科放射線学会編．歯科臨床における画像診断アトラス 第2版．医歯薬出版；2020．P180．
2) 口腔外科学会編．口腔外科研修ハンドブック．医歯薬出版；2022．P140-141．

07 顎関節症と鑑別を要する疾患③ 骨軟骨腫

箕輪 和行　Kazuyuki Minowa

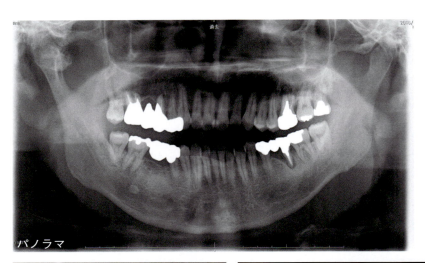
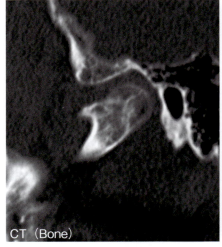
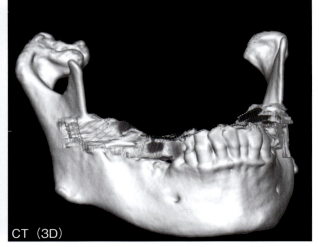

図1　骨軟骨腫症例（47歳男性）

画像所見

　47歳男性．右下顎頭において辺縁性不整な腫大がパノラマX線やCTでみられ，下顎窩に陥凹拡大を伴っている．MRIでは造影される軟組織を下顎頭周囲に認めるが，T2高信号を示す軟骨帽のような軟組織構造はみられない．

疾患・症例の解説

　骨軟骨腫の好発年齢は40代以降であり[1]，下顎骨の形態は基本的に保たれることはない．下顎頭が腫大する病変に過形成がある．過形成は下顎頭形態が基本的に保たれ，

顎関節症と鑑別を要する疾患③ 骨軟骨腫 07

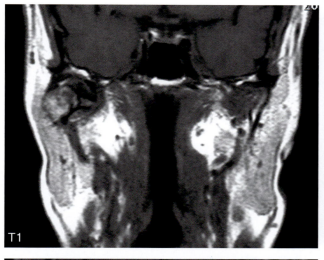
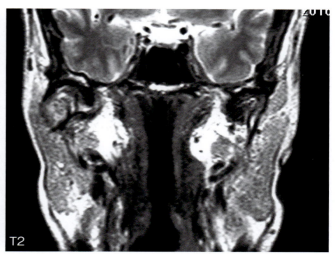
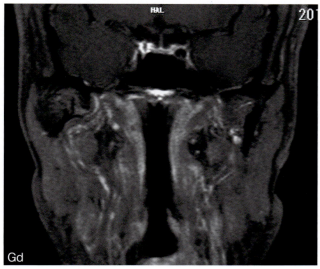

図1 骨軟骨腫症例（47歳男性）（つづき）

発症年齢は10から20代と若く，下顎骨成長期にみられるのが特徴的である．下顎頭過形成症は顎変形症を伴って生じることが多い．

骨軟骨腫の辺縁形態は凹凸不整を示し，CTでは不均一な高吸収病変として骨軟骨腫は描出される．

全身の関節部に生じる骨軟骨腫はMRI T2強調像で高信号を示す軟骨肥厚部（軟骨帽）を認めるが[2]，顎関節部の骨軟骨腫は元々下顎頭の軟骨は平均で約0.2mmと軟骨層が薄く，腫瘍性変化を示したときにも軟骨量は少なく，軟骨帽が目立たないか，またはみられないことを臨床上経験する．

● 参考文献

1) 日本歯科放射線学会編．歯科臨床における画像診断アトラス 第2版．医歯薬出版；2020．P185．
2) 上谷雅孝編．骨軟部疾患の画像診断 第2版．秀潤社/Gakken；2010．P342-343．

08 顎関節症と鑑別を要する疾患④ 滑膜軟骨腫症

箕輪 和行　Kazuyuki Minowa

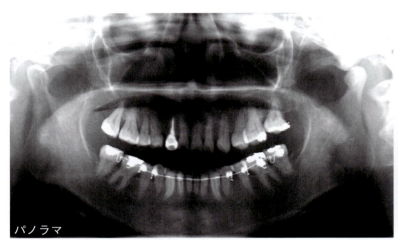
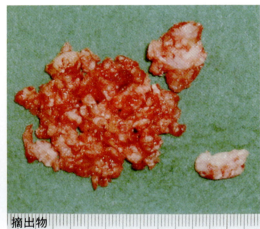
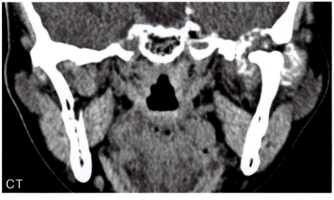
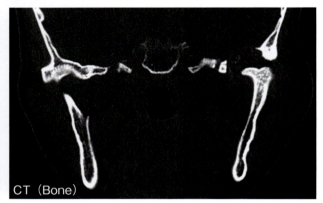

図1 滑膜軟骨腫症（45歳女性）

画像所見

　45歳女性．パノラマX線写真では下顎頭および側頭骨下顎窩の硬化性変化がみられるが，関節腔内の石灰化は明確ではない．CTでは左顎関節上関節腔内に石灰化を有する軟組織病変がみられ，軟組織病変と接する下顎頭に陥凹と皮質骨欠損，側頭骨下顎窩に陥凹による菲薄化を認める．下顎骨および側頭骨下顎窩骨髄に骨硬化を認める．MRI T1強調像で同部軟組織は低信号，T2強調像で不均一な高信号を示し，造影後，同部軟組織は不均一ながら著明な造影効果を示す．CTで石灰化を示す部分は造影MRIでは造影効果はみられない．

　顎関節腔内の石灰化を伴う軟組織病変と思われ，滑膜軟骨腫症として矛盾はない．摘出物は軟組織を含む，小石灰化が多数みられる．

顎関節症と鑑別を要する疾患④ 滑膜軟骨腫症 08

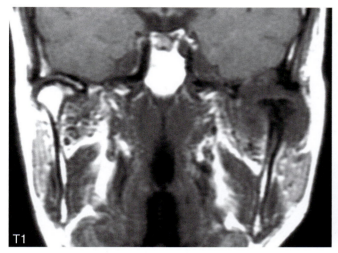
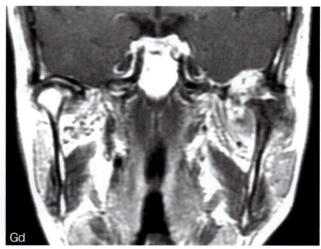
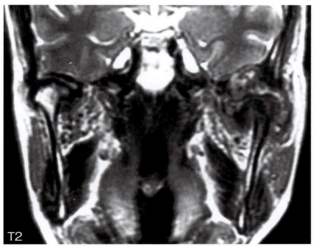

図1 滑膜軟骨腫症（45歳女性）（つづき）

疾患・症例の解説

　滑膜軟骨腫症は顎関節に生じる腫瘍および類似疾患のうち最も頻度が高い疾患とされている．中年以降にこの疾患は好発する．滑膜軟骨腫症は初期段階では石灰化はなく，滑膜の肥厚が主体で，滑膜から病変が関節腔内に脱落し，石灰化を生じる．この疾患に関してはMilgramの分類が有名である[1-3]．MRIの石灰化に関して，石灰化の程度でT1，T2，PD強調像での信号強度は異なるため，MRIでの石灰化の診断には注意が必要で，石灰化に関してはCTと比較することが重要である．病態は滑膜の肥厚が主体のため，造影MRIでは関節腔内に強い造影効果を示す．強い石灰化は基本的にMRIでは造影されない．

　関節腔内に多数の石灰化を伴う病変に，偽痛風があり，鑑別に挙げられる．

　頭頸部領域では悪性転化した滑膜軟骨腫症の報告はないが，膝領域で悪性転化した症例があり，全摘出が推奨されている[2]．

参考文献

1) 日本歯科放射線学会編．歯科臨床における画像診断アトラス 第2版．医歯薬出版；2020．P182．
2) 新垣　宜・他．股関節に発生した滑膜性骨軟骨腫症の3例．整外と災外．1995；44：472-476．
3) 豊田圭子編．まるわかり頭頸部領域の画像診断．秀潤社/Gakken；2018．P730-731．

09 顎関節症と鑑別を要する疾患⑤ 偽痛風

箕輪 和行 Kazuyuki Minowa

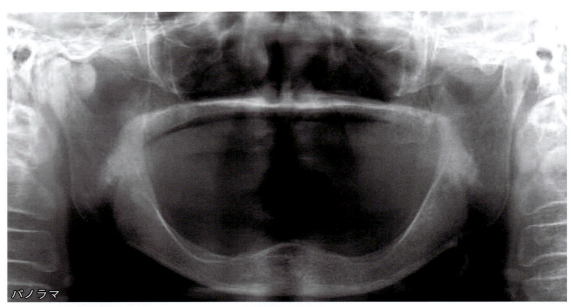
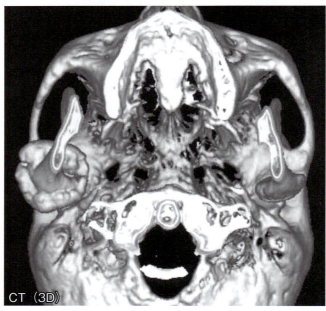

図1 偽痛風症例（74歳女性）

画像所見

74歳女性．右顎関節腔内上関節腔に微細な石灰化が充満し，関節包が拡大している．右下顎頭に骨硬化を認める．

顎関節症と鑑別を要する疾患⑤ 偽痛風 09

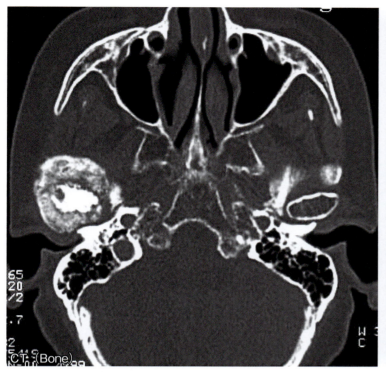
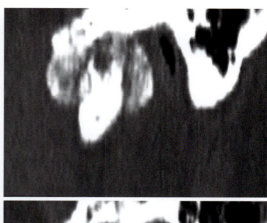
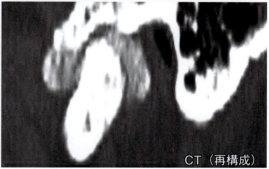

図1 偽痛風症例（74歳女性）（つづき）

疾患・症例の解説

　偽痛風はピロリン酸カルシウム沈着に伴う疾患であり，高齢者に好発する．全身偽痛風と関連のある顎関節の偽痛風はみられず，局所原因で生じることが一般的である．

　偽痛風の臨床症状は無症状（約50％），急性関節炎症状，慢性関節炎である[1]．石灰化を伴うことから滑膜軟骨腫症の石灰化時期が鑑別に挙げられる．

　顎関節に生じる偽痛風は比較的まれであり，最近では病理診断確定後，NSAIDsやコルヒチン投与など対症療法を行うことが一般的になってきている[2]．

参考文献
1) 日本歯科放射線学会編．歯科臨床における画像診断アトラス 第2版．医歯薬出版；2020．P181．
2) 福田　諒・他．顎関節部に生じた結節性偽痛風の1例．日口内誌．2019；25：37-43．

10 顎関節症と鑑別を要する疾患⑥ 関節リウマチ

箕輪 和行 Kazuyuki Minowa

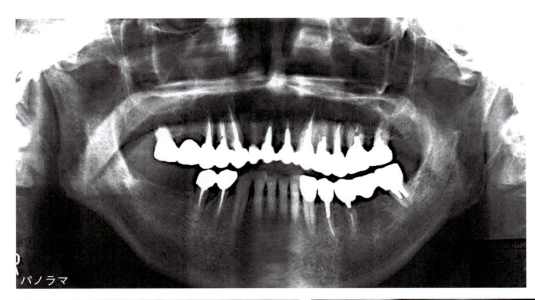

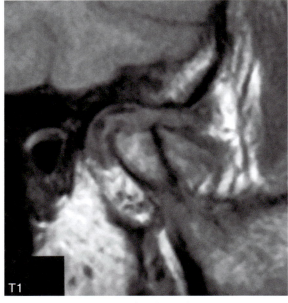
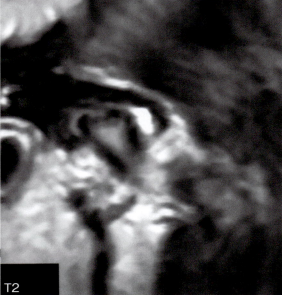

図1 関節リウマチ症例（53歳女性）

画像所見

パノラマX線写真で両側顎関節に明らかな異常所見はみられない．関節腔内に溶骨性変化を示す軟組織がみられ，下顎骨に骨吸収を伴っている．

関節腔内軟組織肥厚にて関節円板は不明瞭化しており，いわゆるAbsent disk状態であり，パンヌス形成が示唆される．

疾患・症例の解説

53歳女性．顎関節のRA（関節リウマチ）は基本的には手指関節，足関節が初発で次第に全身の関節に症状が拡大し，その後に，顎関節に発症することが多く，顎関節初発のRAはかなりまれである．しかしながら，RA患者の約50％が顎関節に障害を呈していることが知られている[1,2]．

RA活動期には滑膜から由来する肉芽組織であるパンヌスを形成し，パンヌスにて骨吸収・破壊が急速に促進する．ステロイドや生物学的製剤使用にて自己免疫反応低下が生じ，パンヌスは縮小する．滑膜組織が破壊・消失するまでパンヌスは増大し，下顎頭・側頭骨を吸収する[3]．

RAが進行するにしたがって咬合は開咬状態となる．

非復位性の顎関節円板転位では半数に2次性の変形性顎関節症を併発するが，RAの場合は円板の転位に関係なく，顎関節の骨変化が発症する．

参考文献

1) 歯科放射線学会編．歯科臨床における画像診断アトラス 第2版．医歯薬出版；2020．P178-179．
2) 藤原正識・他．超早期関節リウマチが示唆された顎関節炎の1例．日顎誌．2015；27：3-8．
3) Som PM, D.Curtin HD: Head and neck imaging 4th edition. Mosby; 2005. P1016-1042.

11 顎関節症と鑑別を要する疾患⑦ ガングリオン・滑膜囊胞

箕輪 和行　Kazuyuki Minowa

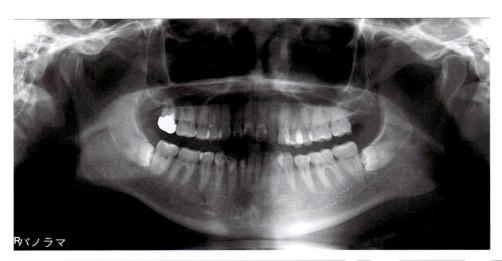

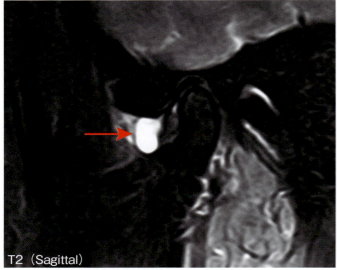
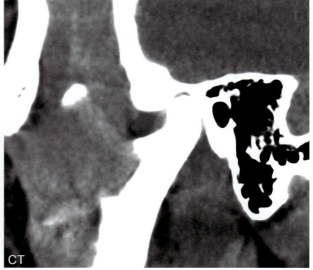

図1 滑膜囊胞の症例（40歳男性）

画像所見

　40歳男性．MRIにて右顎関節包に接して造影効果を示さない病変がみられ，MRI T2強調像で均一な高信号を呈する．CTでは同部はWater densityの低吸収を呈している．囊胞の所見であり，滑膜囊胞またはガングリオンを疑う．

顎関節症と鑑別を要する疾患⑦ ガングリオン・滑膜嚢胞 11

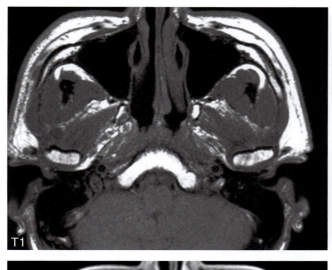
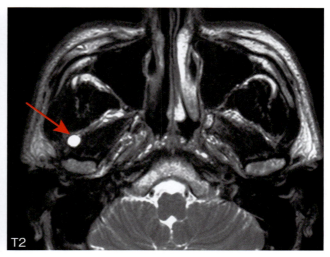
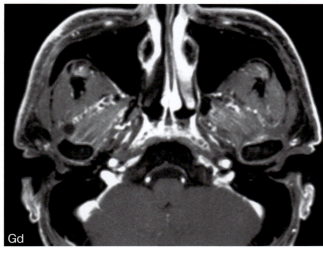

図1 滑膜嚢胞の症例（40歳男性）（つづき）

疾患・症例の解説

　関節包周囲に形成される嚢胞としては滑膜嚢胞またはガングリオンであるが，病理学的には両者の鑑別は可能であるものの，画像での鑑別は顎関節腔が狭く，近傍の嚢胞性病変との連続を画像診断することは困難である．画像上，嚢胞と関節腔内との連続がみられれば，滑膜嚢胞と診断ができる[1-4]．本症例は，手術にて滑膜嚢胞が確認された．

● 参考文献

1) 上谷雅孝編．骨軟部疾患の画像診断 第2版．秀潤社/Gakken；2010．P114-115．
2) 神谷結季・他．顎関節部に生じたガングリオンの1例．日口外誌．2012；58：37-41．
3) 酒井　修，金田　隆．顎・口腔のCT・MRI．メディカル・サイエンス・インターナショナル；2016．P220-221．
4) 福井達真・他．顎関節滑膜嚢胞の症例．歯放線．2018；58：11-14．

12 顎関節症と鑑別を要する疾患⑧ 悪性腫瘍1：転移性骨腫瘍

箕輪 和行　Kazuyuki Minowa

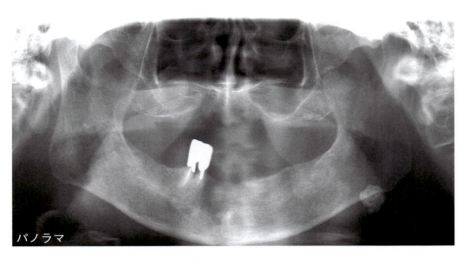
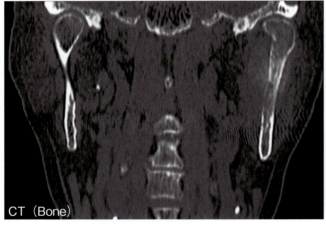
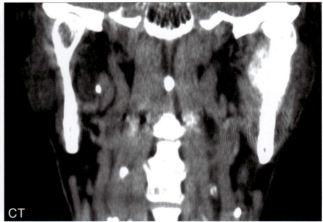

図1 悪性腫瘍（転移性骨腫瘍）症例（86歳男性）

画像所見

　86歳男性．パノラマX線写真では左下顎枝背側皮質骨は不明瞭となっている．左顎下腺唾石を認める．左下顎頭頸部から下顎枝骨髄を中心に骨膨隆性変化を示す軟組織病変がみられ，周囲下顎骨骨髄にCTで硬化性変化と溶骨性変化を認める．同部軟組織と接する下顎骨周囲にSunburst appearanceを呈する骨膜反応を認める．

　MRIでは軟組織病変の信号はT1強調像で低信号，T2強調像で高信号を示し，造影後，著明な造影効果を示す．CTで骨硬化を示した部分にもMRIでは造影効果を認める．転移性骨腫瘍として矛盾はない．

顎関節症と鑑別を要する疾患⑧ 悪性腫瘍1：転移性骨腫瘍

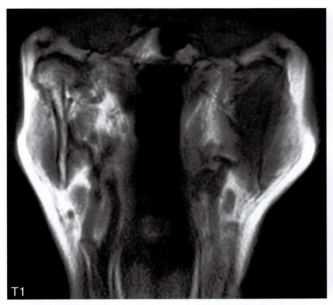
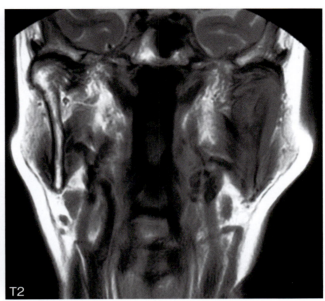
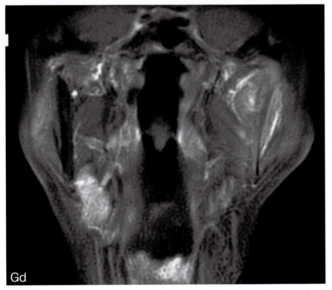

図1 悪性腫瘍（転移性骨腫瘍）症例（86歳男性）（つづき）

疾患・症例の解説

　開口障害の症状を呈する病態として多い関節円板前方転位以外では，炎症や原発性腫瘍，転移性骨腫瘍はその原因として比較的多くなってきている．転移性骨腫瘍で最も多い癌は肺癌である．その次に多いのは乳癌と前立腺癌である[1]．上下顎骨では下顎骨に転移性骨腫瘍は多くなっている．転移性骨腫瘍は一般的に骨破壊や溶骨性変化が画像所見と特徴である．乳癌や前立腺癌の一部では転移性骨腫瘍が骨硬化を示すことも有名である．また，転移性骨腫瘍でも骨膜反応を示すことが知られている．Sunburst appearance は一般的に原発性骨肉腫や Ewing肉腫などの増殖速度が早い腫瘍における骨膜反応として知られている．Sunburst appearance 骨膜反応を示すものは転移性骨腫瘍のうち5％以下と少ないが，Sunburst appearance 骨膜反応を示す転移性骨腫瘍のうち29％は前立腺癌であるとの報告がみられる[2]．

参考文献

1) 井本研一・他. 下顎頭に肺腺癌の転移が疑われた1例. 歯放線. 2015；55：82-85.
2) 北川　悠・他. Sunburst appearance を呈する頭蓋骨腫瘤を契機に発見された神経芽腫の1例. 北海道放線医誌. 2023；3：33-36.

13 顎関節症と鑑別を要する疾患⑨ 悪性腫瘍2：咽頭癌

箕輪 和行　Kazuyuki Minowa

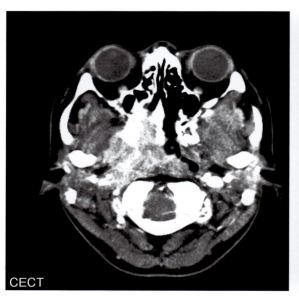 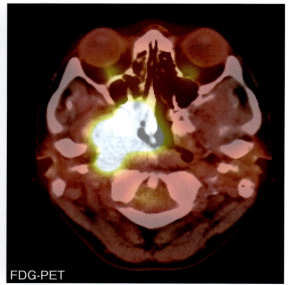

図1　悪性腫瘍（上咽頭癌）症例（45歳女性）

画像所見

　45歳女性．天蓋部から右上咽頭ローゼンミュラー窩に軟組織病変がみられ，病変は右咽頭外側の咽頭筋膜を越えて咀嚼筋間隙への腫瘍浸潤を認める．右外側翼突筋から顎関節内側に腫瘍は浸潤している．頭蓋底では右卵円孔から三叉神経節周囲への腫瘍浸潤を認める．上咽頭癌進展による耳管閉塞が原因の右側頭骨内液貯留を認める．臨床症状は開口障害と三叉神経第三枝領域の麻痺であり，症状は外側翼突筋周囲および卵円孔から頭蓋内への上咽頭癌浸潤で説明可能である．

疾患・症例の解説

　開口障害を呈する場合，原因として頻度的に顎関節内での異常を疑いつつも，顎関節周囲の疾患の鑑別診断を同時に行うことが特に高齢者の場合は重要である．その鑑別の際，三叉神経や顔面神経症状の有無が重要になる．三叉神経や顔面神経症状を伴う場合は関節円板の転位だけでは説明ができず，顎関節部の悪性腫瘍を疑う必要がある．顎関節部腫瘍では転移性骨腫瘍と顎関節近傍の悪性腫瘍浸潤がある．開口障害と神経症状を呈する顎関節近傍の悪性腫瘍は上・中咽頭癌の外側浸潤や耳下腺悪性腫瘍の顎関節周囲浸潤，上顎癌の背側浸潤などが臨床上，経験する．

　外側翼突筋部周囲の咀嚼筋間隙内に悪性腫瘍が浸潤すれば，同部を走行する三叉神経

顎関節症と鑑別を要する疾患⑨ 悪性腫瘍2：咽頭癌 13

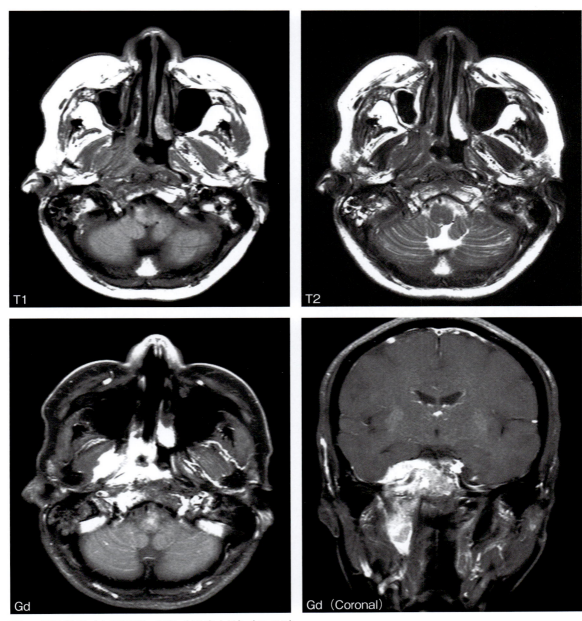

図1 悪性腫瘍（上咽頭癌）症例（45歳女性）（つづき）

3枝へ浸潤し，神経症状を呈する．上顎洞癌後方進展例では翼口蓋窩に浸潤することが多く，同部には三叉神経第二枝が走行しており，同部への腫瘍浸潤では三叉神経第二枝の神経症状を呈することが多い．耳下腺悪性腫瘍であれば耳下腺内を走行する顔面神経症状を呈する．

顎関節周囲への腫瘍浸潤では中咽頭癌や上顎癌の顎関節周囲への浸潤が報告されている[1]．本症例のように上咽頭癌でも咽頭頭底筋膜を越え，顎関節周囲の咀嚼筋間隙に浸潤すれば，たとえ卵円孔浸潤がなくとも開口障害と神経症状を呈することは説明可能と思われる．

● 参考文献

1) 大上研二・他．咀嚼筋間隙に浸潤した悪性腫瘍に対する側頭下窩郭清術式の検討．頭頸部外，2003；13：35-39．

CHAPTER 4

MRI画像検査報告書の供覧

復位性および非復位性の関節円板前方転位,変形性顎関節症の典型例からMRIの画像検査報告書がいかなるものかを知る.

CASE 01 復位を伴う関節円板の前外方転位

金田 隆　Takashi Kaneda

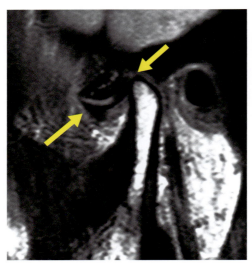

図1　プロトン密度強調矢状断像（閉口時）

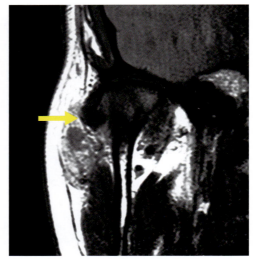

図2　プロトン密度強調冠状断像（閉口時）

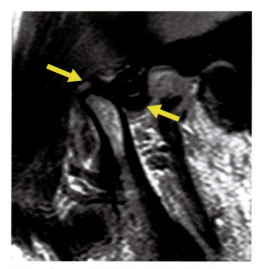

図3　プロトン密度強調矢状断像（開口時）

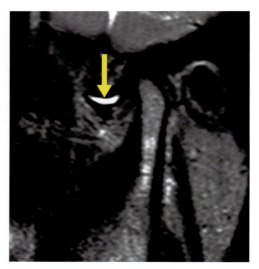

図4　T2強調矢状断像（閉口時）

画像検査報告書

フリガナ：	マツド　ハナコ	年齢：28歳
氏　名：	松戸　花子	性別：女性

医療機関名：月岡歯科医院　　　　依頼医師：月岡庸之 先生御机下
検査区分：MRI
検査部位：顎関節
依頼内容：右顎関節の痛みとクリック音にて来院されました．数年前から顎関節に違和感がありましたが，最近になって開口時にクリック音がみられ，口も開けづらくなったようです．ご高診のほど，宜しくお願いいたします．

顎関節の単純MRI

（プロトン密度強調矢状断像開閉口時および閉口時冠状断像＆閉口時矢状断T2強調像）

(1) 閉口時，矢状断より，関節円板は変形し，前方に転位しています（図1矢印）．
　　冠状断像より，関節円板の外側転位も伴ってみられます（図2矢印）．
　　開口時，関節円板は復位しています（図3矢印）．
　　関節円板の滑走運動は比較的みられ，下顎頭も関節結節を越えています．
　　下顎頭に明らかな骨変形や骨髄信号異常はみられません．
　　上関節腔に面状のJoint effusionが伴ってみられます（図4矢印）．
　　その他，画像上にて顎関節の領域以外に明らかな病的所見はみられません．

[Impression]

(1) 復位を伴う関節円板の前外方転位
　　Joint effusionがやや多量であり，痛みを示唆する所見です．
　　臨床症状はいかがでしょうか？

診断医師　　金田　隆
日本大学松戸歯学部放射線科

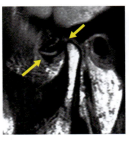 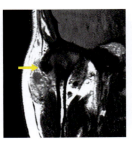 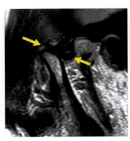 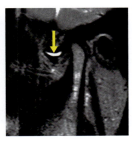

図1　　　　　図2　　　　　図3　　　　　図4

CASE 02 復位を伴わない関節円板の前方転位

金田　隆　Takashi Kaneda

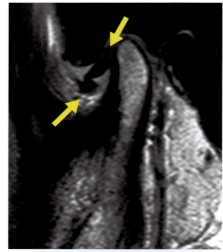

図1　プロトン密度強調矢状断像（閉口時）

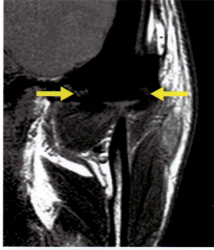

図2　プロトン密度強調冠状断像（閉口時）

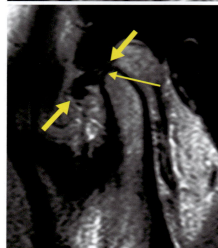

図3　プロトン密度強調矢状断像（開口時）

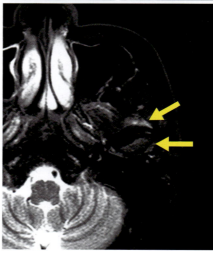

図4　STIR体軸横断像

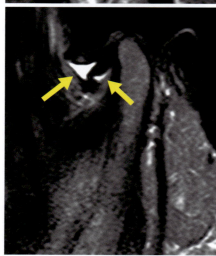

図5　T2強調矢状断像（閉口時）

CASE 02 復位を伴わない関節円板の前方転位

画像検査報告書

フリガナ：	チバ イチロウ	年齢：26歳
氏　名：	千葉　一郎	性別：男性

医療機関名：月岡歯科医院　　　依頼医師：月岡庸之 先生御机下
検査区分：MRI
検査部位：顎関節
依頼内容：左顎関節の疼痛と開口障害を主訴に来院されました．数年前からクリック音を伴い開口時に疼痛を認めていましたが，最近になって口が開けづらくクリック音もなくなったようです．ご高診のほど，宜しくお願いいたします．

顎関節の単純MRI

（プロトン密度強調矢状断像開閉口時および閉口時冠状断像＆閉口時矢状断T2強調像＆体軸横断STIR像）

(1) 閉口時，関節円板は変形し，前方に転位しています（図1矢印）．
　　冠状断像にて関節円板の明らかな内外側転位はみられません（図2矢印）．
　　開口時，関節円板は復位がみられません（図3矢印）．
　　関節円板の滑走運動は少ない状態です．
　　下顎頭前縁部の皮質骨は一部吸収しており（図3矢印），関節包の一部および下顎頭骨髄信号の上昇もみられます（図4矢印）．
　　上下関節腔に面状のJoint effusionがみられます（図5矢印）．
　　その他，画像上にて顎関節領域以外に明らかな病的所見は指摘できません．

[Impression]

(1) 復位を伴わない関節円板の前方転位
　　変形性顎関節症（軽度）
　　上下関節腔に多量のJoint effusionがみられ，疼痛が示唆されます．
　　下顎頭の微細な骨吸収評価はCT検査の追加を推奨します．

　　　　　　　　　　　　　　　　　　　　　　　　診断医師　　　　金田　隆
　　　　　　　　　　　　　　　　　　　　　　　　日本大学松戸歯学部放射線科

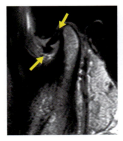 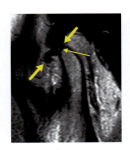 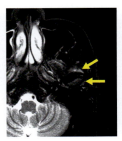 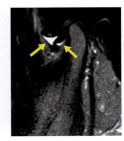

図1　　図2　　図3　　図4　　図5

CASE 03 変形性顎関節症①

金田　隆　Takashi Kaneda

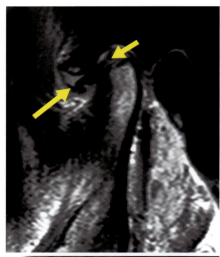

図1　プロトン密度強調矢状断像（閉口時）

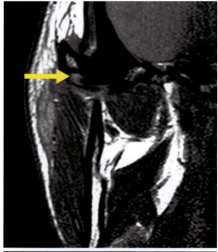

図2　プロトン密度強調冠状断像（閉口時）

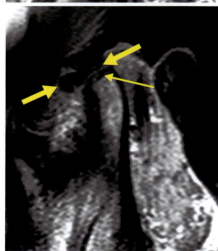

図3　プロトン密度強調矢状断像（開口時）

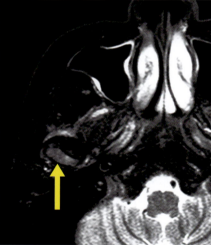

図4　STIR体軸横断像

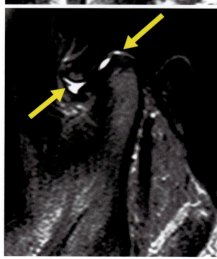

図5　T2強調矢状断像（閉口時）

画像検査報告書

フリガナ：	カシワ ジロウ	年齢：27歳
氏　名：	柏　次郎	性別：男性

医療機関名：月岡歯科医院　　　　依頼医師：月岡庸之 先生御机下
検査区分：MRI
検査部位：顎関節
依頼内容：10年前より右顎関節の開口障害を主訴に来院された患者様です．最近になって開口障害が強くなったようです．ご高診のほど，宜しくお願いいたします．

顎関節の単純MRI

（プロトン密度強調矢状断像開閉口時および閉口時冠状断像＆閉口時矢状断T2強調像＆体軸横断STIR像）

(1) 閉口時，関節円板は変形し，前方に転位しています（図1矢印）．
　　冠状断像にて関節円板の明らかな内外側転位はみられません（図2矢印）．
　　開口時，関節円板は復位がみられません（図3矢印）．
　　関節円板の滑走運動は少なく，下顎頭も関節結節を越えていません．
　　下顎頭前縁部の皮質骨は一部吸収平坦化しており（図3矢印），また，下顎頭骨髄信号の上昇もみられます（図4矢印）．
　　上関節腔にやや多量の面状のJoint effusionがみられます（図5矢印）．
　　その他，画像にて顎関節の領域以外に明らかな病的所見はみられません．

[Impression]

(1) 変形性顎関節症
　　復位を伴わない関節円板前方転位
　　上関節腔にやや多量のJoint effusionがみられ，疼痛を示唆する所見です．
　　また，下顎頭の詳細な骨吸収評価はCT検査の追加を推奨します．

　　　　　　　　　　　　　　　　　　　　　　　　診断医師　　　金田　隆
　　　　　　　　　　　　　　　　　　　　　　日本大学松戸歯学部放射線科

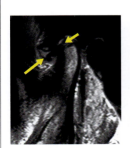
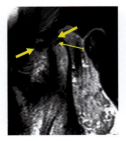
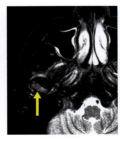
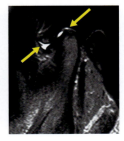

図1　　　図2　　　図3　　　図4　　　図5

CASE 04 変形性顎関節症②

金田　隆　Takashi Kaneda

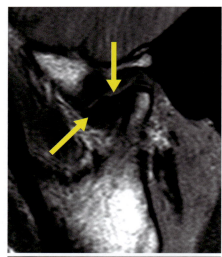

図1　プロトン密度強調矢状断像（閉口時）

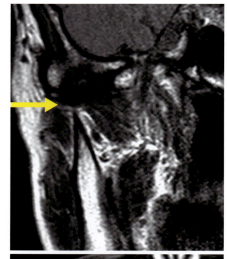

図2　プロトン密度強調冠状断像（閉口時）

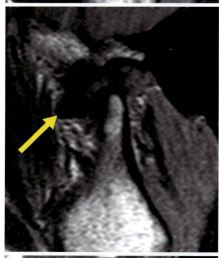

図3　プロトン密度強調矢状断像（開口時）

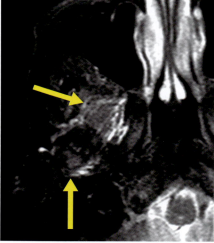

図4　STIR体軸横断像

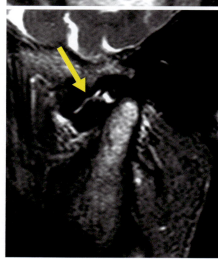

図5　T2強調矢状断像（閉口時）

画像検査報告書

フリガナ：	イジュウイン　ハナコ	年齢：83歳
氏　名：	伊集院　華子	性別：女性

医療機関名：月岡歯科医院　　　依頼医師：月岡庸之 先生御机下
検査区分：MRI
検査部位：顎関節
依頼内容：左顎関節の開口障害を主訴に来院された患者様です．ここ数年，開口障害および開口時疼痛を自覚していましたが，最近になって痛みが強くなったようです．ご高診のほど，宜しくお願いいたします．

顎関節の単純MRI

（プロトン密度強調矢状断像開閉口時および閉口時冠状断像＆閉口時矢状断T2強調像＆体軸横断STIR像）

(1) 閉口時，関節円板は変形し，前方に転位しています（図1矢印）．
　　冠状断像にて関節円板の明らかな内外側転位はみられません（図2矢印）．
　　開口時，関節円板は復位していません（図3矢印）．
　　関節円板の滑走運動は少なく，下顎頭も関節結節を越えていません．
　　下顎頭前縁に骨棘形成がみられ（図1矢印），一部下顎頭骨髄信号の上昇もみられます（図4矢印）．体軸横断像にて一部外側翼突筋を含む下顎頭周囲軟組織の信号上昇もみられます（図4矢印）．
　　上関節腔に線状および一部面状のJoint effusionがみられます（図5矢印）．
　　その他，画像にて顎関節の領域以外に明らかな病的所見はみられません．

[Impression]

(1) 変形性顎関節症
　　復位を伴わない関節円板前方転位
　　上関節腔にJoint effusionがみられ，疼痛を示唆する所見です．念のため，RA（Rheumatoid arthritis）のチェックも推奨します．また，下顎頭の骨変形評価はCT検査の追加も推奨します．

診断医師　　金田　隆
日本大学松戸歯学部放射線科

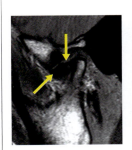
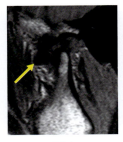
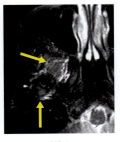
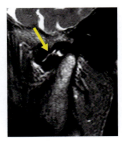

図1　　図2　　図3　　図4　　図5

CHAPTER 5

一般歯科臨床医による
MRI臨床応用例の供覧

小児から高齢者まで，多様な5つの症例．
いずれも長期にわたって経過観察を行った
ものである．CT・MRIにて顎関節を評価
することの意義や重要性を学び，治療をと
おした顎関節の変化を知る．

CASE 01 全顎に及ぶ知覚過敏を主訴とした患者の咬合再構成症例

鷹木 雪乃 Yukino Takagi

40歳女性，全顎に及ぶ知覚過敏を主訴として来院した．ブラッシング時にはすべての歯に痛みを感じ，清掃をすることが困難であると感じていた．「最近口が開けにくい」とのこと．

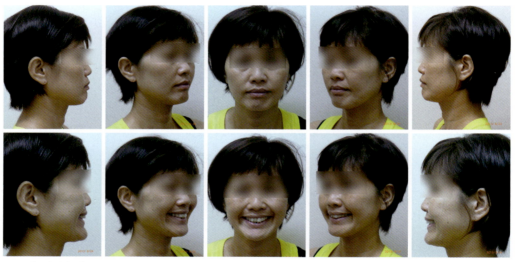

1-1 初診時顔貌写真．オトガイ筋の過緊張があることがわかる．

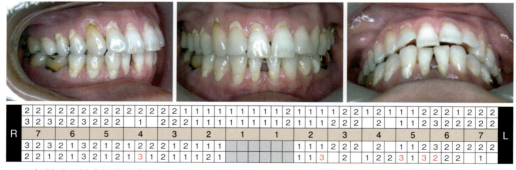

1-2 初診時口腔内写真と歯周ポケット測定値．口腔内写真から，歯肉の退縮が著しいことがわかる．

全顎に及ぶ知覚過敏を主訴とした患者の咬合再構成症例 CASE 01

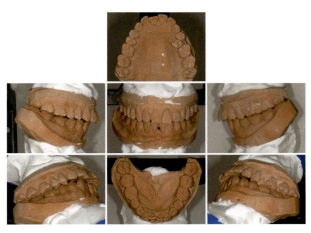
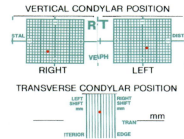

1-3 初診時のマウント模型とCPIレコード．CRバイト（中心位）を用いてパナデント咬合器にマウントを行った．口腔内とマウント模型を比較すると，大きな咬合のズレがあることがわかった．

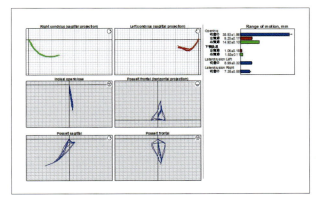

1-4 初診時顎運動検査．左側の顎関節の開口量が不十分であることがわかる．開口時に，下顎は左側に偏位している．

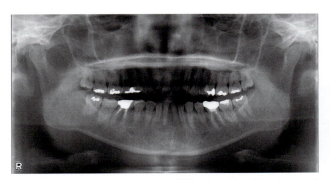
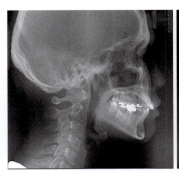

1-5 初診時パノラマX線写真．1|1が先天性欠損である．下顎枝の長さが左右非対称である．

1-6 初診時の側面・正面頭部X線規格写真．

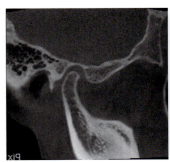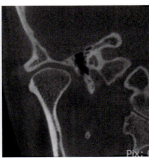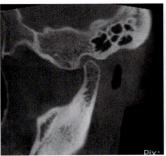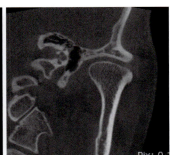

1-7 初診時の顎関節のCBCT像．右顎関節は下顎窩に対して下顎頭が下方に位置する．皮質骨の肥厚が認められる．左顎関節は下顎窩に対して下顎頭が下方やや後方に位置する．皮質骨の肥厚が認められる．

CHAPTER 5 一般歯科臨床医によるMRI臨床応用例の供覧

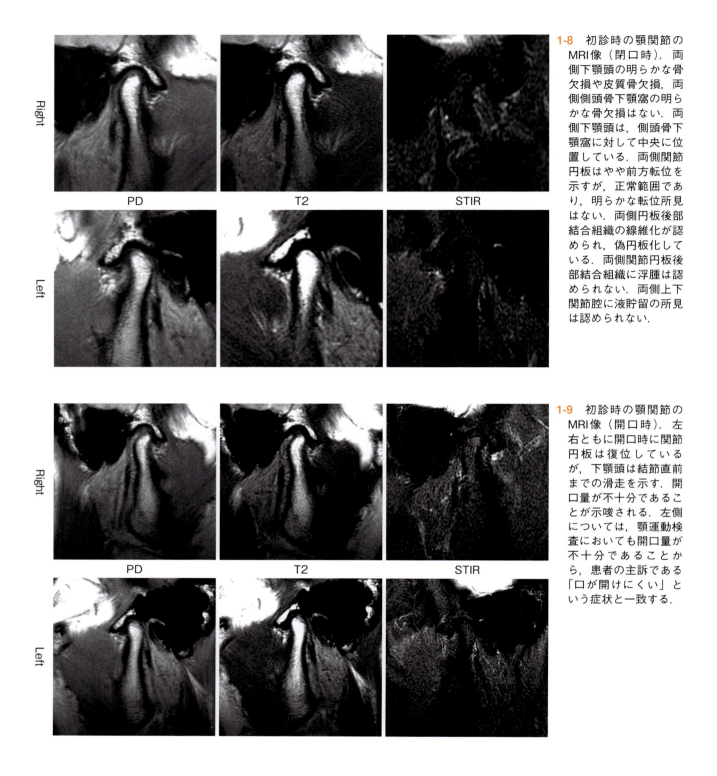

1-8 初診時の顎関節のMRI像（閉口時）．両側下顎頭の明らかな骨欠損や皮質骨欠損，両側側頭骨下顎窩の明らかな骨欠損はない．両側下顎頭は，側頭骨下顎窩に対して中央に位置している．両側関節円板はやや前方転位を示すが，正常範囲であり，明らかな転位所見はない．両側円板後部結合組織の線維化が認められ，偽円板化している．両側関節円板後部結合組織に浮腫は認められない．両側上下関節腔に液貯留の所見は認められない．

1-9 初診時の顎関節のMRI像（開口時）．左右ともに開口時に関節円板は復位しているが，下顎頭は結節直前までの滑走を示す．開口量が不十分であることが示唆される．左側については，顎運動検査においても開口量が不十分であることから，患者の主訴である「口が開けにくい」という症状と一致する．

以上の資料より，顎位のズレがあることが認められたので，スプリント療法を開始した．知覚過敏は，スプリント療法開始後半年ほどで軽減し，2年6ヶ月後には，すべての痛みが消失した．初診時より，歯列矯正治療の必要性を伝えてきたが，患者はスプリント療法のみで満足していた．しかしながら，7年4ヶ月経過後，上顎前歯の前突が気になりはじめ，歯列矯正治療を希望した．

全顎に及ぶ知覚過敏を主訴とした患者の咬合再構成症例 CASE 01

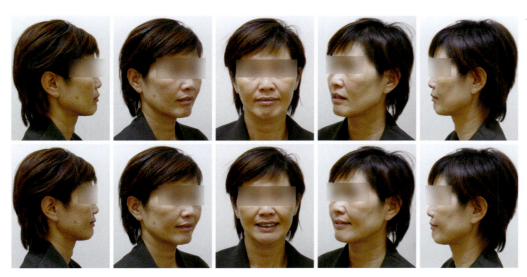

1-10 7年4ヶ月後の顔貌写真.

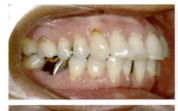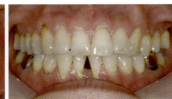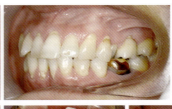
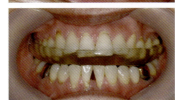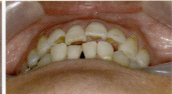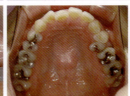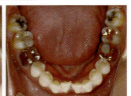

1-11 7年4ヶ月後の口腔内写真.

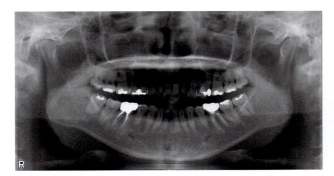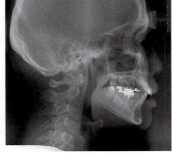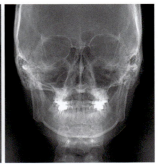

1-12 7年4ヶ月後のパノラマX線写真.　　1-13 7年4ヶ月後の側面・正面頭部X線規格写真.

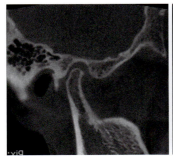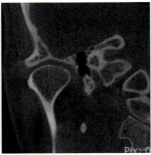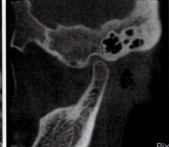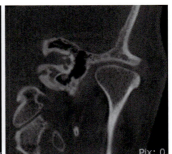

1-14 7年4ヶ月後の顎関節のCBCT像. 初診時と大きな差は認められない.

CHAPTER 5　一般歯科臨床医によるMRI臨床応用例の供覧

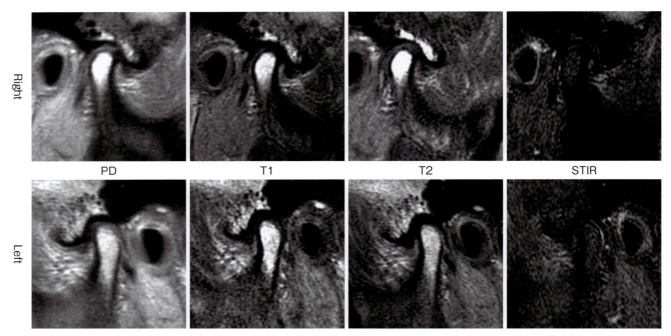

1-15　7年4ヶ月後の顎関節のMRI像（閉口時）．両側の関節円板はやや前方転位を示しているが，初診時と比較をするとやや良好である．両側円板後部結合組織に浮腫の所見は認められない．両側円板後部結合組織に線維化が認められる．偽円板化の所見である．両側上下関節腔に液貯留の所見は認められない．スプリント療法を行うことにより，顎位の安定と関節円板の良好な位置を得ることができた．

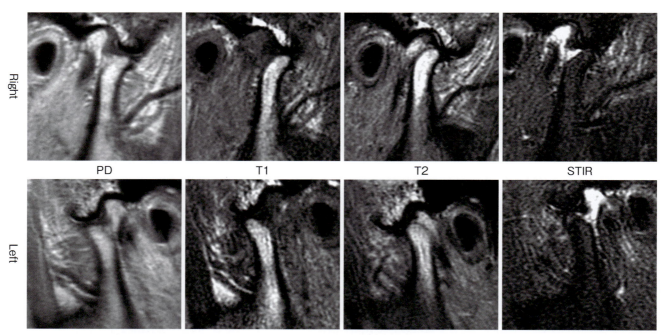

1-16　7年4ヶ月後の顎関節のMRI像（開口時）．開口時，両側で関節円板の復位を認める．関節結節直下までの下顎頭の滑走を認める．初診時に認められた開口障害が改善していることがわかる．スプリント療法により，顎関節が機能的に改善したことがわかる．上下関節腔に浮腫などの所見は認められない．

全顎に及ぶ知覚過敏を主訴とした患者の咬合再構成症例 CASE 01

歯列矯正治療が終了した．

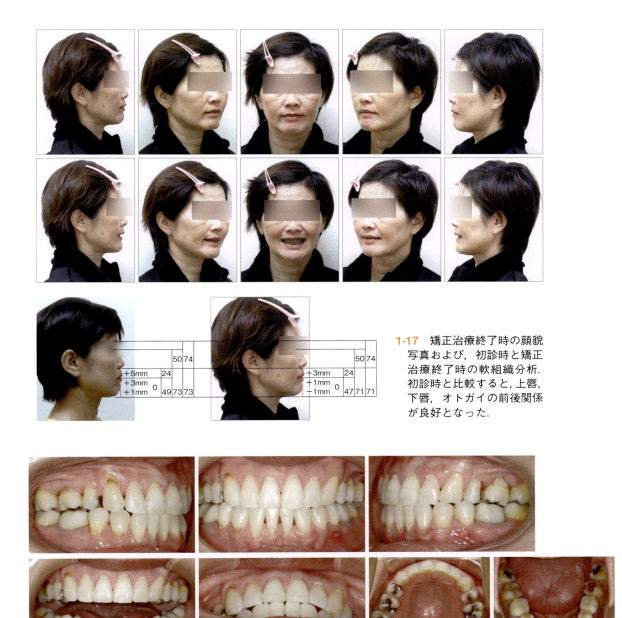

1-17 矯正治療終了時の顔貌写真および，初診時と矯正治療終了時の軟組織分析．初診時と比較すると，上唇，下唇，オトガイの前後関係が良好となった．

1-18 歯列矯正治療終了時の口腔内写真．歯列の後戻りがあることを考慮して切端咬合で仕上げた．

CHAPTER **5** 一般歯科臨床医によるMRI臨床応用例の供覧

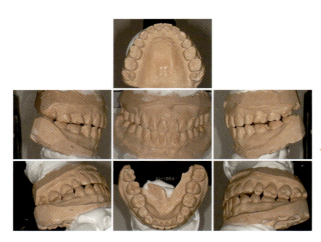

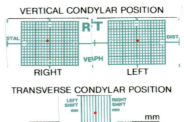

1-19 歯列矯正治療終了時のマウント模型とCPIレコード．CRバイトを用いてパナデント咬合器にマウントを行った．口腔内とマウント模型のズレは大きくはないが，下顎大臼歯の補綴装置を，新しい咬合で再製する必要性がわかった．

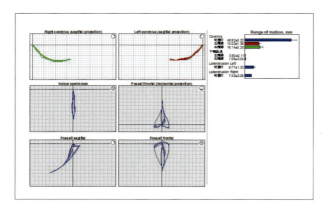

1-20 歯列矯正治療終了後顎運動検査．初診時の顎運動の記録と比較をすると，特に左顎関節の機能が良好になったことがわかる．適切な咬合を付与することで，顎関節の機能が改善することが理解できる．

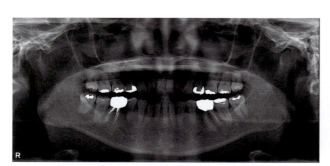

1-21 歯列矯正治療終了後のパノラマX線写真．

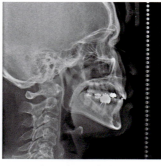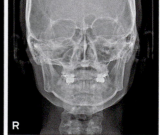

1-22 歯列矯正治療後の側面・正面頭部X線規格写真．

全顎に及ぶ知覚過敏を主訴とした患者の咬合再構成症例 CASE 01

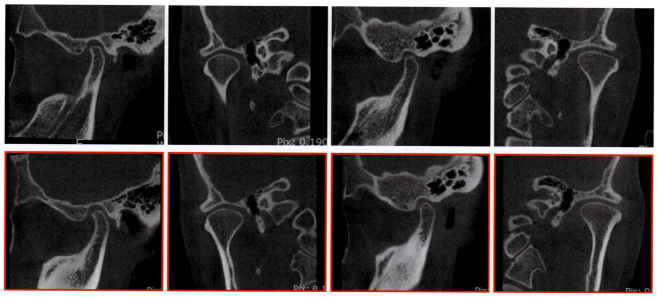

1-23 歯列矯正治療後の顎関節のCBCT像（下段は初診時の顎関節CBCT像を再掲）．初診時と歯列矯正治療後を比較すると，左右ともにわずかではあるが，下顎窩に対して下顎頭は良好な位置に変化したと考察できる．

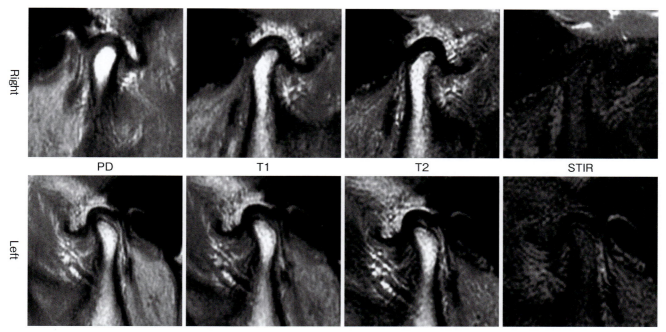

1-24 歯列矯正治療後の顎関節のMRI像（閉口時）．スプリント療法後の顎関節のMRI像と比較をすると，さらに関節円板の位置が良好になったことがわかる．また，T2強調像よりさらに偽円板化が進んでいることがわかる．良好な顎関節の状態を得るには，顎位の安定と良好な上下顎の咬合関係が必要であることがわかる．

CHAPTER 5 一般歯科臨床医によるMRI臨床応用例の供覧

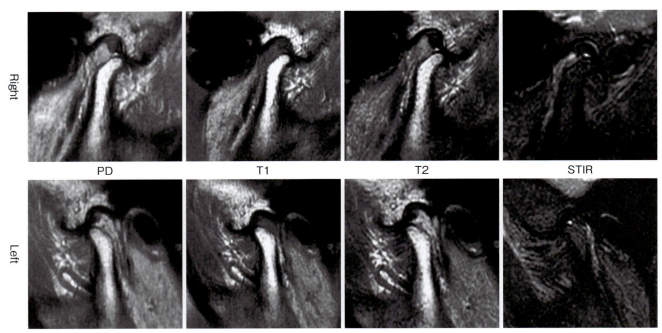

1-25 歯列矯正治療後の顎関節のMRI像（開口時）．初診時から歯列矯正治療まで10年間の観察を続けてきた．初診時の主訴であった知覚過敏はすべて消失した．知覚過敏の原因として，顎位のズレと咬合が関与していることが示唆された．

初診より12年3ヶ月後の歯列矯正治療保定期間．

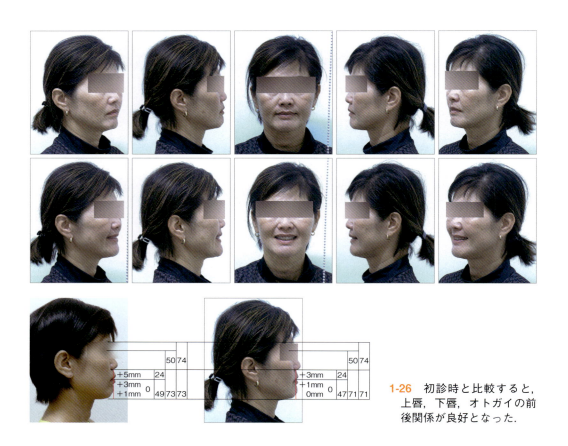

1-26 初診時と比較すると，上唇，下唇，オトガイの前後関係が良好となった．

全顎に及ぶ知覚過敏を主訴とした患者の咬合再構成症例　CASE 01

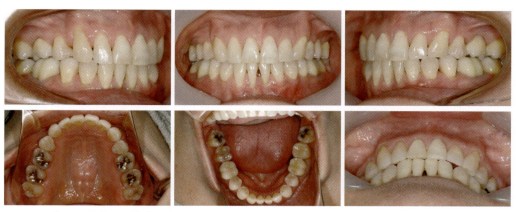

1-27　12年3ヶ月後の口腔内写真.

まとめ

初診時から12年が経過した．顔貌写真より，上下口唇の位置関係は良好となったことがわかる．咬合関係もDental class Ⅰとなり良好となった．主訴であった知覚過敏はすべて消失し，開口障害も消失した．顎運動も初診時と比較をすると機能的な動きになったことがわかった．CTやMRIの画像では，初診時と比較をすると，側頭骨に対して下顎頭の位置は良好となり，円板後部結合組織の偽円板化が亢進し，咬合に耐えることができる組織に変化をしていることがわかった．現在も就寝時にはスプリントを装着してもらっている．安定した顎位と安定した咬合は密接な関係であることがわかった．今後も経過観察を続けていく．

CASE 02 骨格性Ⅲ級の成長が認められた幼児への顎関節の成長にも配慮した症例

鷹木 雪乃　Yukino Takagi

4歳女児，食事を食べることが遅い，咬み合わせが悪いことを主訴として来院した．患者の母親は，20代の頃に外科的矯正治療を受けていた．遺伝的要素を含んだ，骨格性Ⅲ級への成長になる可能性が高く，早期による歯列矯正治療が必要であると診断した．治療は成長期が終了するまで続くことを説明し，開始することになった．

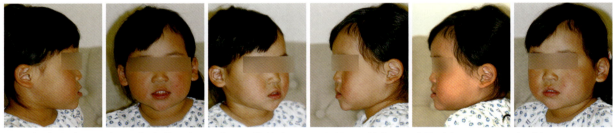

2-1　初診時（2009年5月）顔貌写真．下顔面と比較すると，中顔面の前方への成長が劣っていることがわかる．

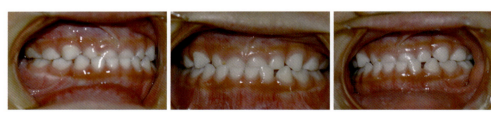

2-2　初診時口腔内写真．

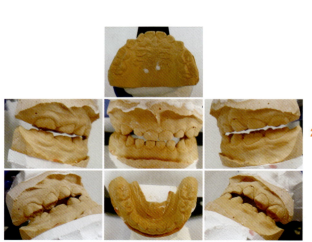

2-3　初診時のマウント模型とCPIレコード．パナデント咬合器にCRバイト（中心位）でマウントをした．CRバイトでは切端咬合を呈しており，この位置では噛むことができないために，下顎を前方に位置することによって，噛んでいたことがわかった．

骨格性Ⅲ級の成長が認められた幼児への顎関節の成長にも配慮した症例 CASE 02

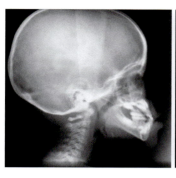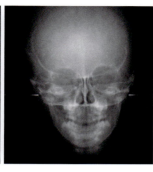

2-4 初診時の側面・正面頭部X線規格写真. 側面のX線写真から, 上顎劣成長および, 下顎骨体が長く, 下顎枝が短いことがわかる. 骨格性Ⅲ級であることが示唆される. 正面のX線写真から, 下顎骨は右側に偏位していることがわかる.

患者は食事をすることが遅く, 偏食傾向が出てきたため, スプリント療法を開始することとした.

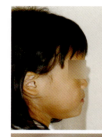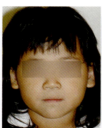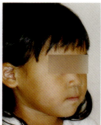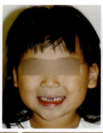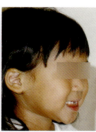

2-5 スプリント療法約1年後（2010年7月）. 初診時よりも顔貌が良好になってきた.

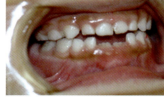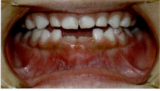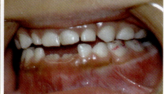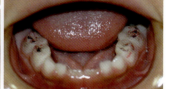

スプリントを装着しなくても食事ができるように, 下顎乳臼歯にレジンシェルをセットした.

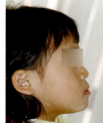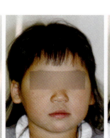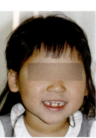

2-6 2011年2月, 下顎乳臼歯にレジンシェルをセットしたことでスプリントがなくても食事をすることが可能となった.

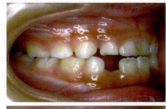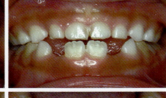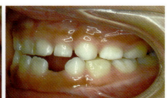
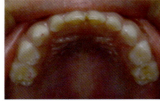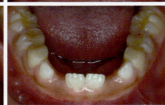

CHAPTER 5 一般歯科臨床医によるMRI臨床応用例の供覧

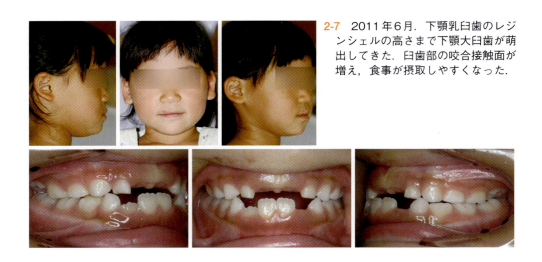

2-7 2011年6月．下顎乳臼歯のレジンシェルの高さまで下顎大臼歯が萌出してきた．臼歯部の咬合接触面が増え，食事が摂取しやすくなった．

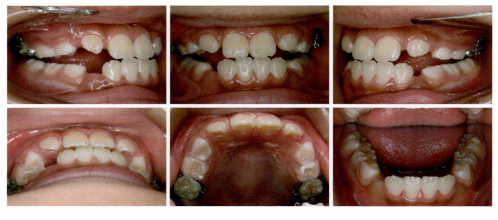

2-8 2013年3月．上顎切歯が萌出すると，切端咬合になってきた．High pull head gearの使用を開始し，臼歯部の垂直的なコントロールを開始することとした．

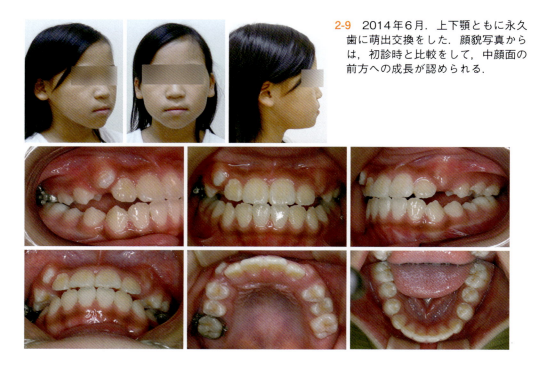

2-9 2014年6月．上下顎ともに永久歯に萌出交換をした．顔貌写真からは，初診時と比較をして，中顔面の前方への成長が認められる．

骨格性Ⅲ級の成長が認められた幼児への顎関節の成長にも配慮した症例 CASE 02

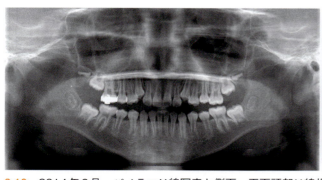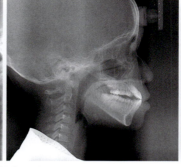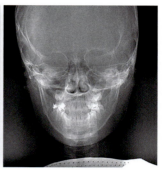

2-10　2014年6月．パノラマX線写真と側面・正面頭部X線規格写真

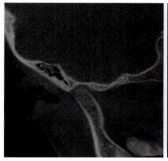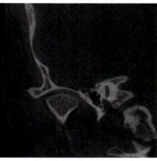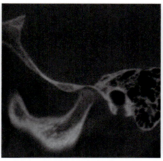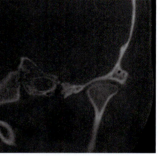

2-11　2014年6月．顎関節のCBCT像．左右ともに下顎窩に対して下顎頭は中央に位置する．すりガラス状の骨髄がみられ，赤色髄残存である．右側の方が左側よりも残存が多い．年齢からみて，下顎頭はまだ成長が続くと思われる．

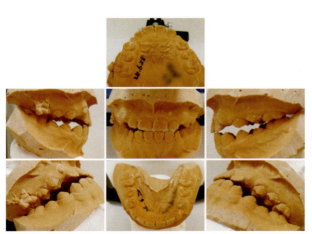
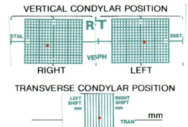

2-12　2014年6月．パナデント咬合器にCRバイトでマウントをした．口腔内と大きな咬合の差は認められない．CPIレコードでも大きなズレはない．口腔内写真とマウント模型ともに，下顎は右側に偏位している．

交換期が終わり，永久歯列となった．上記の資料より，歯列矯正治療の開始の適切な時期であると判断した．抜歯部位を4|4，5|5とし，アライメントを開始した．

CHAPTER 5 一般歯科臨床医によるMRI臨床応用例の供覧

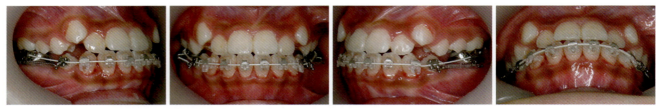

2-13　2014年10月．5̲|5̲の抜歯を行い，アライメントを開始した．

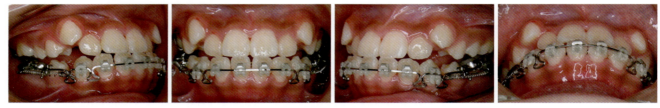

2-14　2014年12月．下顎にKeyholeloop wireを用いて抜歯スペースを閉じていく．

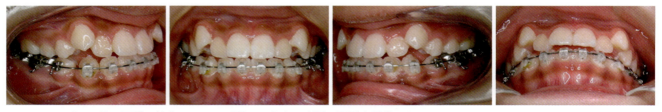

2-15　2015年10月．下顎の抜歯スペースが閉じてきた．上顎の配列を開始した．

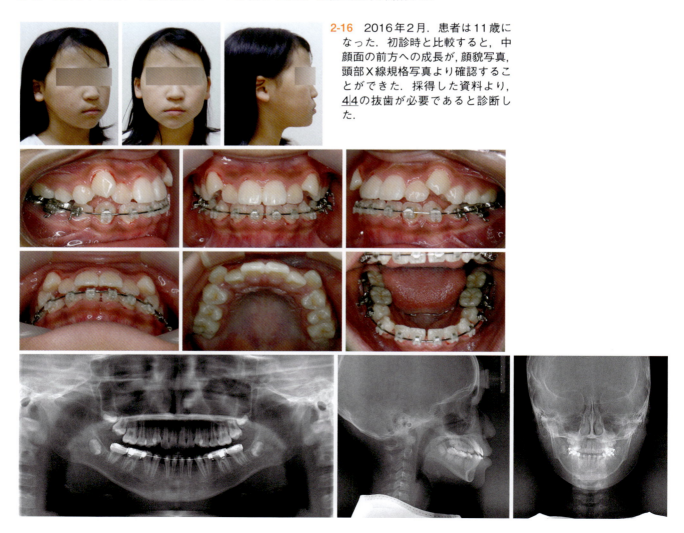

2-16　2016年2月．患者は11歳になった．初診時と比較すると，中顔面の前方への成長が，顔貌写真，頭部X線規格写真より確認することができた．採得した資料より，4̲|4̲の抜歯が必要であると診断した．

骨格性Ⅲ級の成長が認められた幼児への顎関節の成長にも配慮した症例 CASE 02

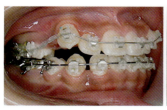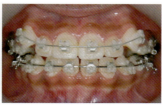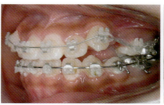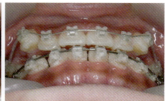

2-17 2016年4月．4|4の抜歯を行いアライメントを開始した．

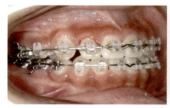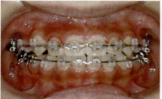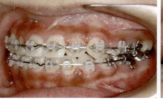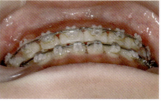

2-18 2017年12月．上顎の抜歯スペースが閉じてきた．前歯の被蓋関係は良好である．

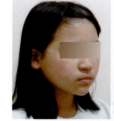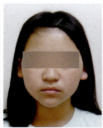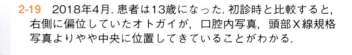

2-19 2018年4月．患者は13歳になった．初診時と比較すると，右側に偏位していたオトガイが，口腔内写真，頭部X線規格写真よりやや中央に位置してきていることがわかる．

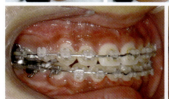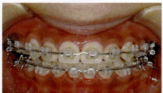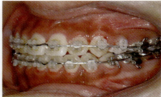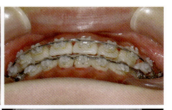

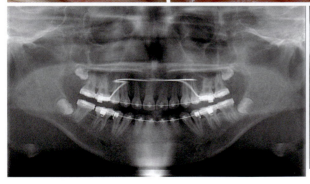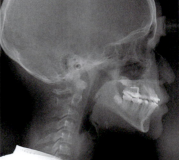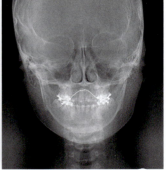

CHAPTER 5 一般歯科臨床医によるMRI臨床応用例の供覧

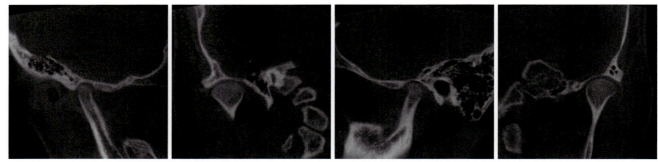

2-20 2018年4月，顎関節CBCT．左下顎頭と比較をすると，右下顎頭によりすりガラス状の骨髄を確認することができる．右下顎頭は左下顎頭よりも赤色髄の残存が多いと思われる．

2-21 2019年8月．患者は14歳になった．上下顎歯列の配列が完了した．ダブルパラタルバーで，大臼歯部の垂直的なコントロールを行った．

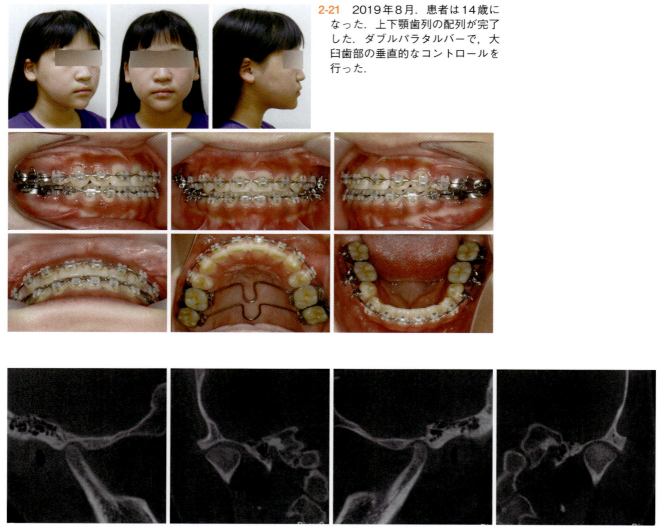

2-22 2019年8月．2018年4月の画像と比較をすると，左下顎頭の皮質骨の形成がやや進んでいる．右下顎頭は左下顎頭よりも赤色髄の残存が多いと思われる．

骨格性Ⅲ級の成長が認められた幼児への顎関節の成長にも配慮した症例 CASE 02

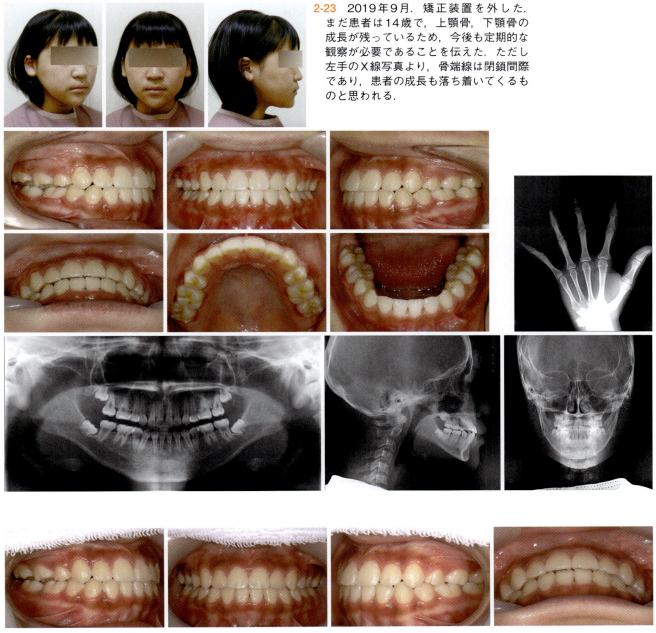

2-23　2019年9月．矯正装置を外した．まだ患者は14歳で，上顎骨，下顎骨の成長が残っているため，今後も定期的な観察が必要であることを伝えた．ただし左手のX線写真より，骨端線は閉鎖間際であり，患者の成長も落ち着いてくるものと思われる．

2-24　2019年12月．装置を外してからTooth positionerを1ヶ月間使用．咬合はさらに良好になっていることがわかる．

CHAPTER 5　一般歯科臨床医によるMRI臨床応用例の供覧

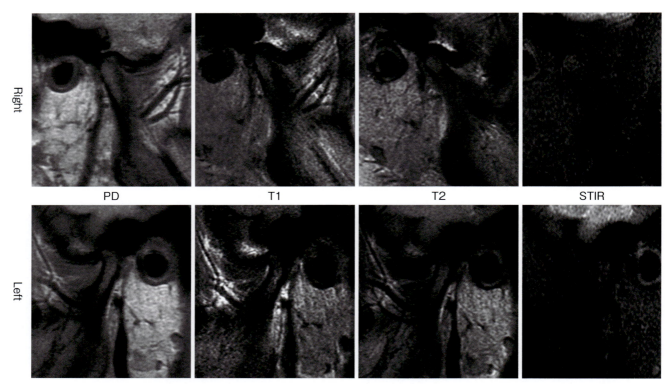

2-25　2020年2月．顎関節のMRI像（閉口時）．両側下顎頭に軽度の平坦化を認める．両側下顎頭皮質骨欠損は認められない．両側下顎頭骨髄信号は，T1，T2強調像でわずかに低信号，STIRでわずかな信号上昇が認められ，赤色髄残存を示す．両側側頭骨下顎窩に骨変化所見は認められない．両側側頭骨骨髄信号に異常は認められない．下顎頭は，側頭骨下顎窩に対して，両側で中央から後上方への偏位を示す．両側関節円板は，前外側転位を呈する．両側円板後部結合組織内に線維化を認め，不完全な偽円板化を認める．両側円板後部結合組織内に浮腫性変化は認められない．

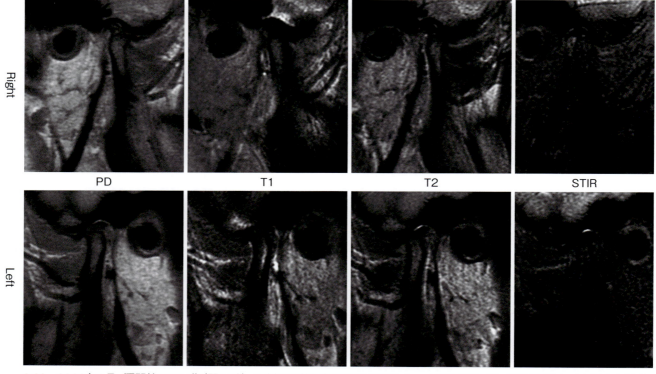

2-26　2020年2月．顎関節のMRI像（開口時）．両側で関節円板の復位は認めない．下顎頭は両側で結節直前までの滑走を示す．両側上下関節腔内外側にわずかな液増加を認める．

骨格性Ⅲ級の成長が認められた幼児への顎関節の成長にも配慮した症例 CASE 02

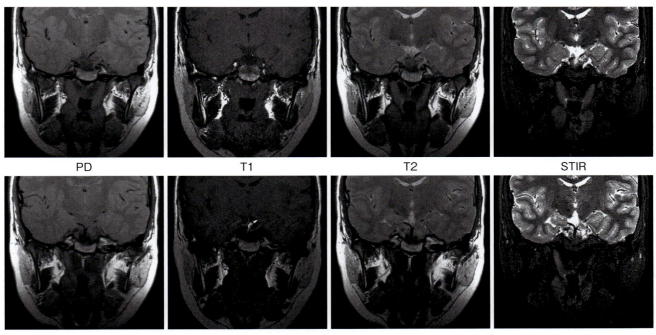

2-27 2020年2日．MRI冠状断像（閉口時）．両側関節円板は前外側転位を示す．

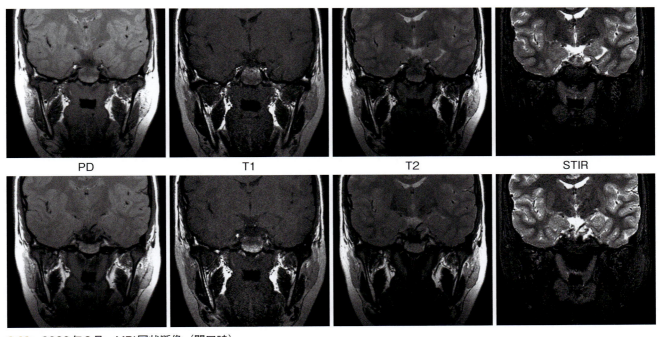

2-28 2020年2月．MRI冠状断像（開口時）．

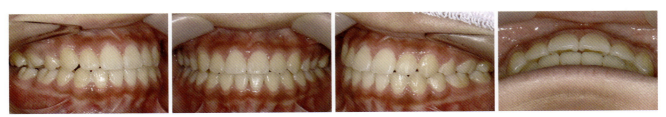

2-29 装置を外してから1年6ヶ月が経過した（2021年3月）．大きく咬合に変化はないと思われる．就寝時にスプリントを装着している．

CHAPTER 5 一般歯科臨床医による MRI 臨床応用例の供覧

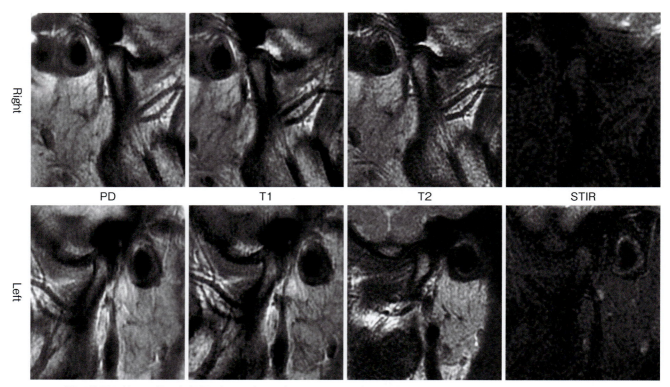

2-30 矯正装置を外して約2年経過(2022年9月).閉口時,両側下顎頭に明らかな骨変化はなく,皮質骨は保たれている.両側下顎頭骨髄信号はT1,T2強調像で低信号,STIRで高信号,Opposed imageで低信号を示す,赤色髄が残存している.両側下顎頭頂部に軟骨肥厚はみれない.両側側頭骨下顎窩に対して,両側で中央から後方に位置している.両側関節円板は前外側転位を認める.両側円板後部結合組織の線維化を認め,偽円板化がさらに亢進している.2020年撮像時に認められた,上下関節腔の液増加や貯留初見は認められない.

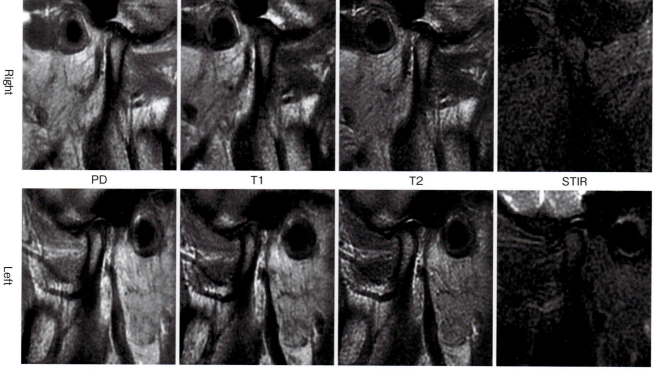

2-31 2022年9月.開口時,両側関節円板は部分的復位を認める.下顎頭の滑走は結節直前までのわずかな滑走を示し,撮像時に十分開口していなかったと思われる.

骨格性Ⅲ級の成長が認められた幼児への顎関節の成長にも配慮した症例 CASE 02

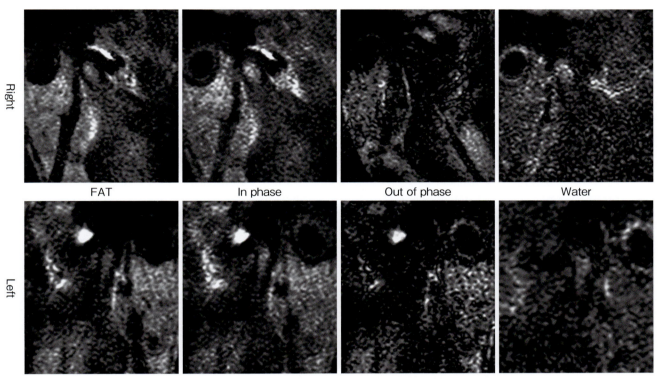

2-32 2022年9月．Dixon法．Opposed image（Out of phase）で低信号を示す赤色髄残存が認められる．

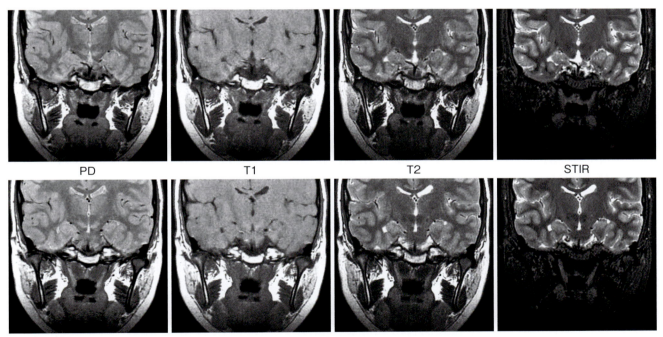

2-33 2022年9月．MRI冠状断像（閉口時）．左右ともに下顎頭に赤色髄の残存が確認できる．

CHAPTER 5 一般歯科臨床医によるMRI臨床応用例の供覧

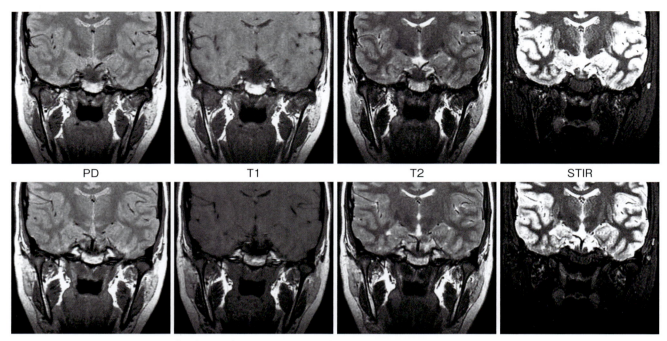

2-34 2022年9月．MRI冠状断像（開口時）．両側関節円板は軽度前外側転位を認める．

2-35 2023年10月．保定4年目を迎えた．患者は18歳になった．右側偏位であったオトガイは中央に位置し，口腔内写真から，下顎前歯の正中は，上顎前歯の正中に対して，やや左側に位置するようになった．

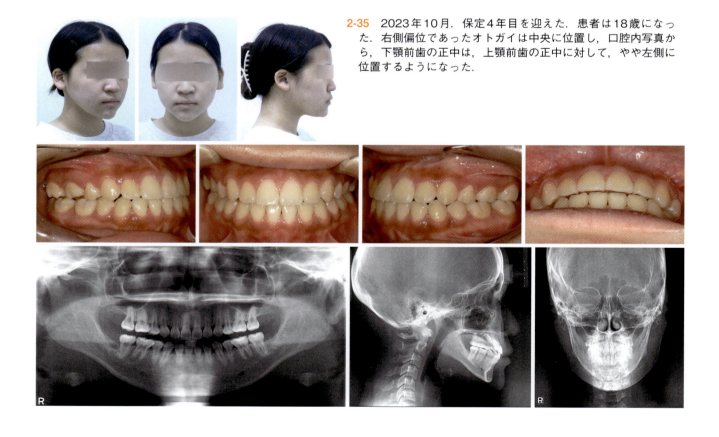

骨格性Ⅲ級の成長が認められた幼児への顎関節の成長にも配慮した症例 CASE 02

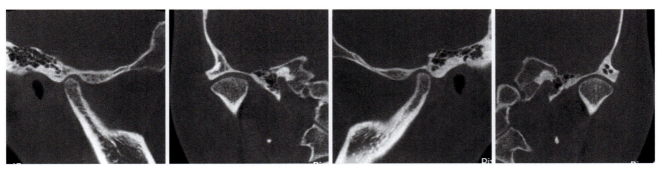

2-36 2023年10月．左右顎関節ともに，側頭骨下顎窩に対してやや後方に位置する．すりガラス様の骨髄を確認することができる．右下顎頭は左下顎頭よりもまだ成長の見込みがあると思われる．

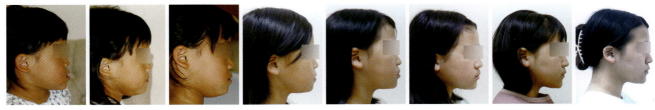

2-37 初診時（4歳）から14年間の顔貌の変化を確認した．中顔面の前方への成長が改善され，理想に近い横顔をつくることができた．

まとめ

顎関節のCTおよびMRIの撮像を定期的に行い，顎関節の成長の観察を行った．いずれの画像でも左側よりも右側の赤色髄残存が多く観察された．顔貌所見では，右側に偏位をしていたオトガイが，成長とともに中央に位置するようになり，また口腔内初見では，下顎歯列の正中が上顎歯列の正中に対して右側に偏位をしていたが，成長とともに左側に位置した．

本ケースにおいて，赤色髄の残存が多い方が下顎頭の成長量が多いことが確認できた．成長期の患者の顎関節CTおよびMRIの撮像を行うことで，赤色髄の有無を確認することができる．特にMRIのDixon法では，赤色髄をより明確に確認することが可能である．赤色髄は，成長期の患者の長期観察を行う際に，顔貌の左右非対称性になる可能性などの成長予測に利用できる可能性がある．

CASE 03 下顎頭に骨髄浮腫が認められた開咬患者の咬合再構成症例

鷹木 雪乃　Yukino Takagi

24歳3ヶ月男性．両側顎関節の痛みを主訴として来院した．口腔内写真から，下顎は右側に偏位をし，開咬であることがわかる．頭痛が頻繁に起こることも訴えた．

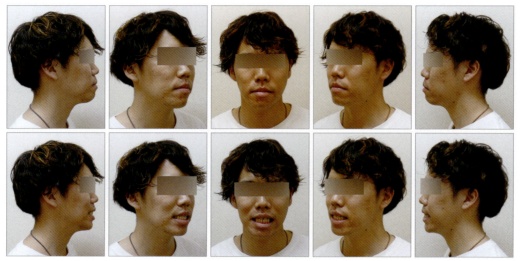

3-1　初診時（2019年3月）の顔貌写真．咬筋やオトガイ筋の過緊張が認められる．下唇からオトガイにかけて，大きく右側に偏位をしていることがわかる．側頭筋と咬筋の触診時，圧痛を訴えた．

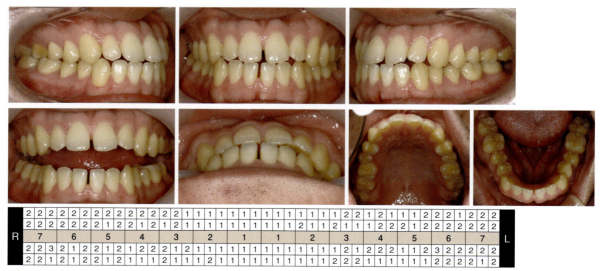

3-2　初診時の口腔内写真と歯周ポケット測定値．口腔内写真より，上下前歯の離開が認められた．上下の正中はズレており，下顎が右側に偏位していることがわかる．Dental class Ⅲである．

下顎頭に骨髄浮腫が認められた開咬患者の咬合再構成症例 CASE 03

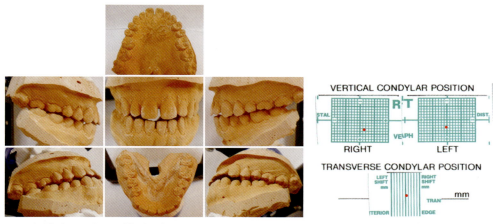

3-3 初診時のマウント模型写真とCPIレコード．CRバイトを用いてパナデント咬合器にマウントを行った．口腔内写真と比較をすると下顎がさらに右側に偏位し，開咬になることがわかった．First contactは 7| と 7| であった．

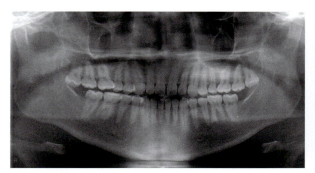

3-4 初診時のパノラマX線写真．下顎枝の長さおよび下顎角の形態に左右差が認められる．

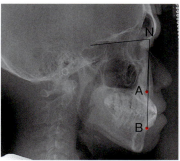 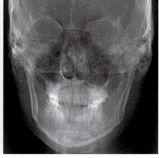

3-5 初診時の側面・正面頭部X線規格写真．下顎骨は顔貌写真と同様に右側に偏位をしている．ANB－2°，Sn-Naに対してGo-Meの長さが長いなど，骨格性Ⅲ級を呈している．

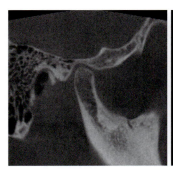 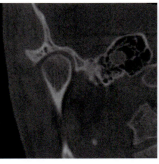 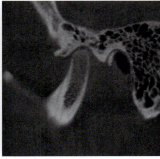 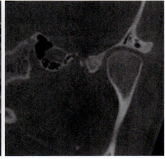

3-6 初診時の顎関節のCBCT像．下顎頭形態に左右差があり，左側で過長成長を疑う．両側下顎頭に平坦化を認める．両側側頭骨に骨変化は認められない．両側側頭骨下顎窩に対して下顎頭は中央から上方に位置している．

129

CHAPTER 5　一般歯科臨床医によるMRI臨床応用例の供覧

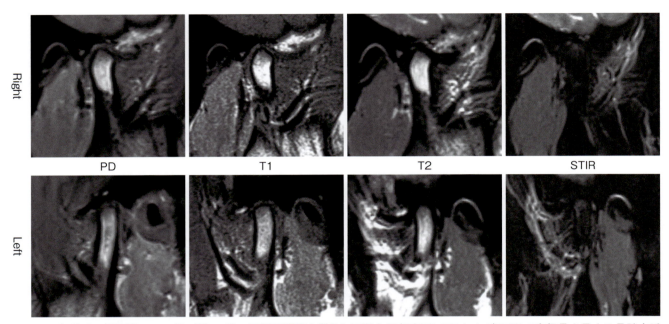

3-7　初診時の顎関節のMRI像（閉口時）．両側下顎頭皮質骨に不整と同部直下にT2およびSTIRで高信号を呈する骨髄内浮腫を認め，右側の方が顕著である．右側関節円板は軽度前外側へ，左側関節円板は軽度前内側の転位を示している．円板後部結合組織は線維化を示し，偽円板化傾向を示している．両側上関節腔に軽度の液増加を示している．

3-8　初診時の顎関節のMRI冠状断像（閉口時）．右側関節円板は軽度前外側転位，左側関節円板は軽度前内側転位を呈している．

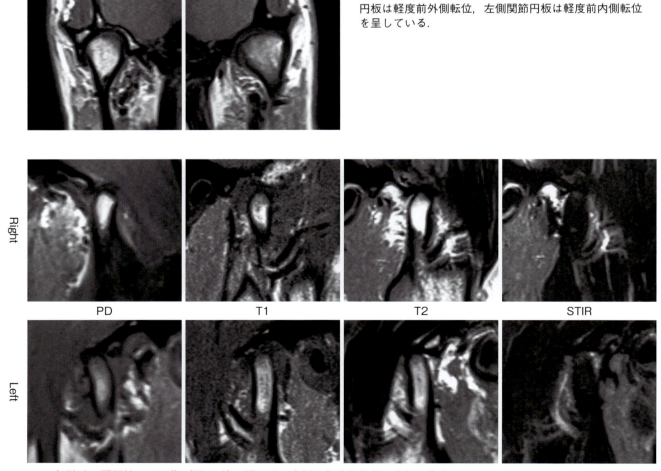

3-9　初診時の顎関節のMRI像（開口時）．開口時，右側で部分的復位，左側で復位を認める．両側下顎頭は関節結節までの滑走を示している．

下顎頭に骨髄浮腫が認められた開咬患者の咬合再構成症例 CASE 03

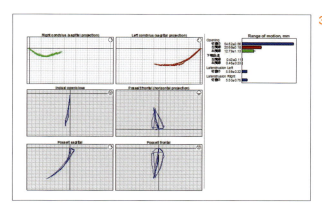

3-10 初診時顎運動検査．左右顎関節の動きに左右差が認められる．左側の軌道は長く，リガメントの緩みの可能性が示唆される．開口時に右側偏位をしていることがわかる．

考察

以上の資料より，顎関節の浮腫の沈静化の確認をすることが，本ケースにおいて最も重要であることがわかった．顎関節の炎症が治るまで，固いものは食べない，開口時に疼痛を感じたときには大きな口を開けない，仰向けで就寝するなどさまざまな日常生活での注意点を伝えた．また，炎症が治るにつれ，下顎はさらに右側に偏位をし，顔貌の非対称性が顕著になること，また開咬になることを患者に伝えた．咬合が不安定になると，顎関節に負担がかかるため，スプリント療法を併用することとした．

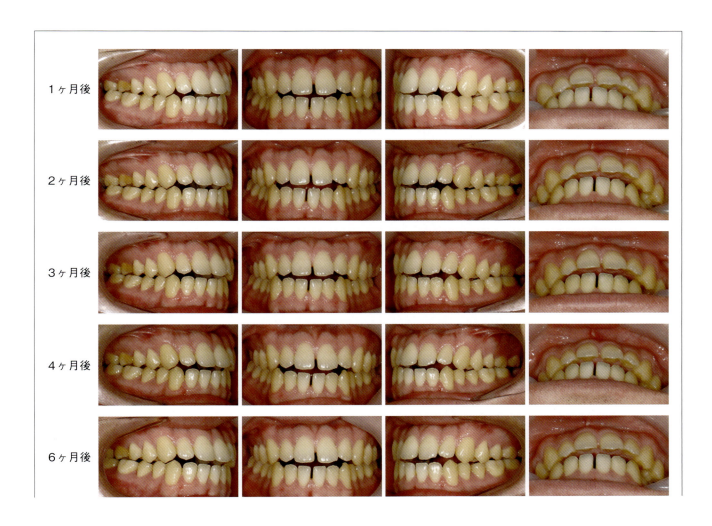

1ヶ月後

2ヶ月後

3ヶ月後

4ヶ月後

6ヶ月後

CHAPTER 5 一般歯科臨床医によるMRI臨床応用例の供覧

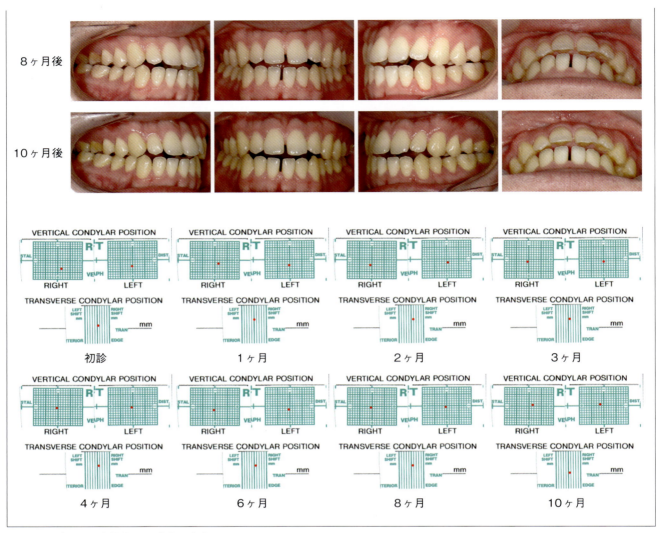

3-11 スプリント療法中の口腔内の変化とCPIレコード

スプリント療法を開始してから約1年が経過をした．CPIレコードが安定してきたこと，患者の不定愁訴が消失したこと，スプリントの調整量がほぼなくなったことから，顎位の安定を得られたとして，資料を採得することとした．

下顎頭に骨髄浮腫が認められた開咬患者の咬合再構成症例 CASE 03

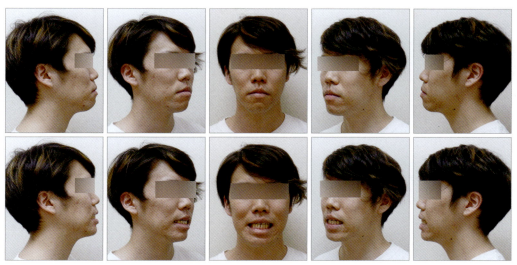

3-12　スプリント療法より1年2ヶ月後（2020年5月）．顔貌写真より，下唇からオトガイにかけて，初診時と比較をするとさらに大きく右側に偏位をしていることがわかる．頭痛や側頭筋の圧痛は消失した．

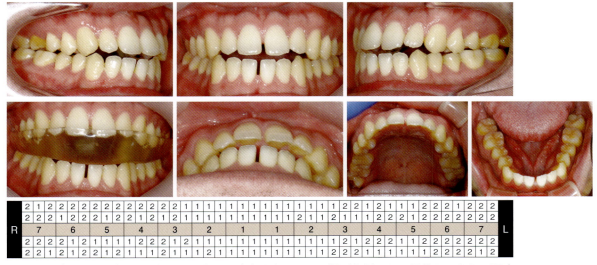

R	2 1 2 2 2 2 2 2 2 2 2 2 1 1 1 1 1 1 1 1 1 1 2 2 1 1 1 2 2 2 1 2 2 2 2 2 2 1 2 2 2 1 2 1 2 1 1 1 1 1 1 1 1 1 2 2 2 1 2 2 2 2 2 2 2 2	L
	7　　6　　5　　4　　3　　2　　1　　1　　2　　3　　4　　5　　6　　7	
	2 2 2 1 1 1 1 1 1 1 2 1 1 1 1 1 1 1 2 2 1 1 1 1 2 2 2 2 2 2 2 1 2 1 2 2 1 2 1 1 1 2 1 1 1 1 1 1 1 2 2 1 1 1 1 2 2 2 2 1 2	

3-13　スプリント療法より1年2ヶ月後．口腔内写真から，下顎が右側により偏位し，さらに開咬になったことがわかる．

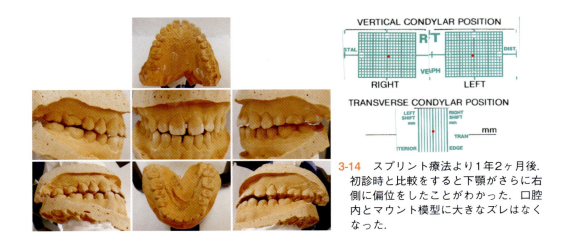

3-14　スプリント療法より1年2ヶ月後．初診時と比較をすると下顎がさらに右側に偏位をしたことがわかった．口腔内とマウント模型に大きなズレはなくなった．

CHAPTER 5 一般歯科臨床医によるMRI臨床応用例の供覧

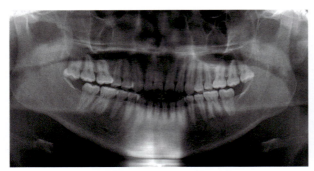
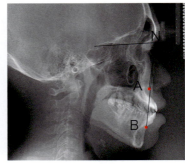
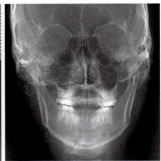

3-15 スプリント療法後のパノラマX線写真．左右の下顎枝の長さが顕著になった．

3-16 スプリント療法後の側面・正面頭部X線規格写真．下顎骨は顔貌写真と同様にさらに右側に偏位をしている．ANB－1°となった．

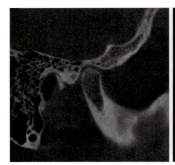
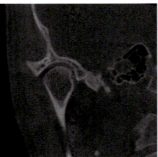
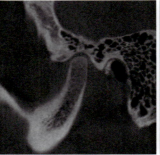
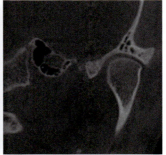

3-17 スプリント療法後の顎関節のCBCT像．初診時の画像と比較をすると，右下顎頭がやや小さくなり陥凹傾向を認める．両側下顎頭の不整であった皮質骨は明瞭となってきた．

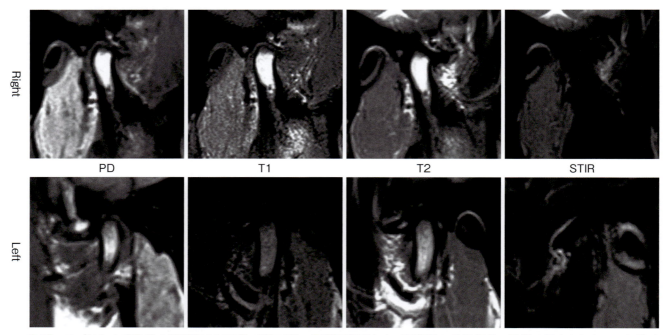

3-18 スプリント療法後の顎関節のMRI像（閉口時）．両側下顎頭および側頭骨に骨髄信号に異常は認められない．初診時に認められた両側下顎頭の浮腫性変化は認められなくなった．左側関節円板は前内方転位，右側関節円板は前外側転位を認める．両側関節円板後部結合組織は線維化を示し，偽円板化傾向の亢進が認められる．両側上下関節腔に明らかな液貯留は認められない．

下顎頭に骨髄浮腫が認められた開咬患者の咬合再構成症例 CASE 03

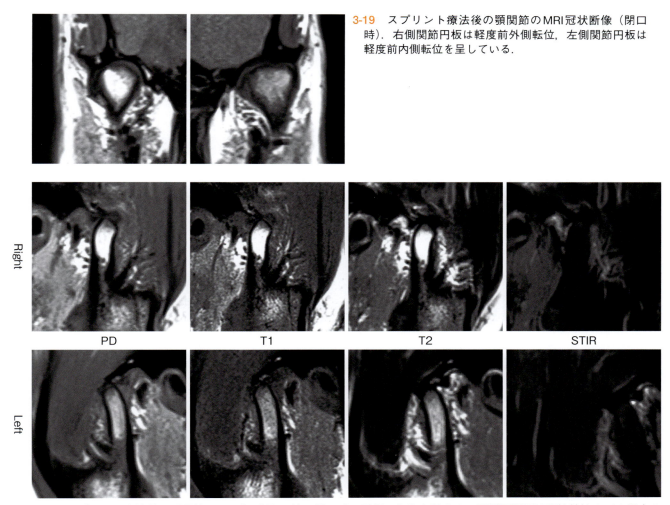

3-19 スプリント療法後の顎関節のMRI冠状断像（閉口時）．右側関節円板は軽度前外側転位，左側関節円板は軽度前内側転位を呈している．

3-20 スプリント療法後の顎関節のMRI像（開口時）．開口時，両側で復位を認める．両側下顎頭は関節結節までの滑走を示している．

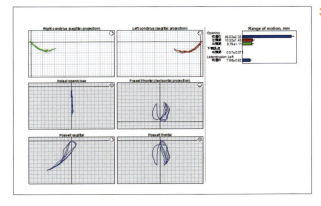

3-21 スプリント療法後の顎運動検査．左右顎関節の動きが安定してきていることがわかる．初診時に開口時に左側偏位を示していた軌道が安定してきたことがわかる．

/ 考　察 /

スプリント療法後，下顎頭に認められていた浮腫性変化が消失した．初診時に訴えていた，両側顎関節の痛みや頭痛も消失した．しかしながら口腔内写真やマウント模型より，咬合が大きく変化したことがわかる．本症例より，下顎頭に浮腫が確認されたときは，積極的な咬合治療をただちに中止し，下顎頭の炎症が沈静することを観察する必要があることがわかった．下顎頭の浮腫が沈静すると，顔貌に非対称性が認められることが多い．この非対称性を確認した後に，咬合再構成の治療計画を立てることが重要である．

CHAPTER 5 一般歯科臨床医によるMRI臨床応用例の供覧

歯列矯正治療を開始した．Le Fort Ⅰ型骨切り術とSSRO（下顎枝矢状骨切り術）を併用する治療計画が望ましいが，患者より手術は避けたいとの申し出があり，顔貌の歪みが残ることを説明し，歯列矯正治療のみで行うこととなった．

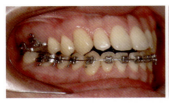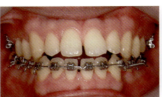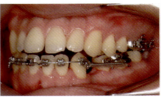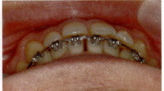

3-22　1年8ヶ月後（2020年11月）．4|の抜歯を行い，下顎のアライメントを開始した．

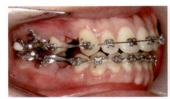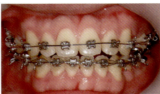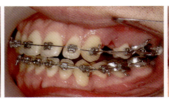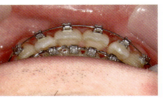

3-23　2年6ヶ月後（2021年9月）．4|4，|4の抜歯を行った．

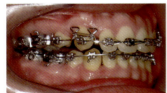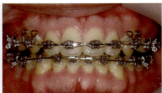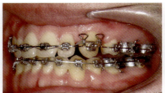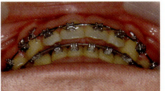

3-24　3年3ヶ月後（2022月6月）．スペースクローズを行い，咬合を整えていった．

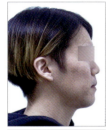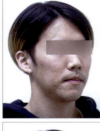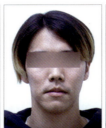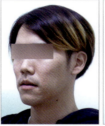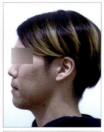
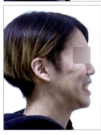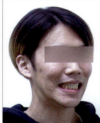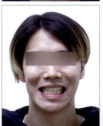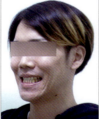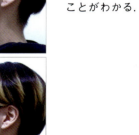

3-25　歯列矯正治療後（約4年後）の顔貌写真．顔貌の非対称性は残っているが，オトガイ筋の緊張が和らいだことがわかる．

下顎頭に骨髄浮腫が認められた開咬患者の咬合再構成症例 CASE 03

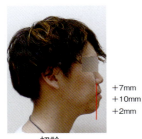
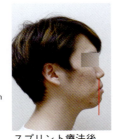
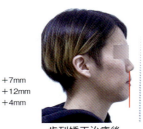

初診　　　　　　　スプリント療法後　　　　歯列矯正治療後

3-26　Sabnasale-vertical（赤線）に対して，上唇，下唇，オトガイの位置関係を計測した．理想値は，Subnasale-verticalに対して，上唇＋3～4mm，下唇±0 mm，オトガイは－6～7mmである．初診時とスプリント療法後は，Subnasale-verticalに対して上唇，下唇，オトガイともに前方に位置していたが，歯列矯正治療後は上唇＋3mm，下唇＋2mm，オトガイ0mmと良好な顔貌を得ることができた．

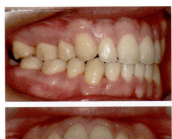
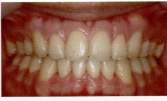
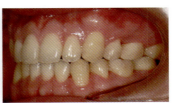
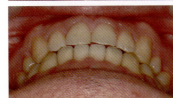
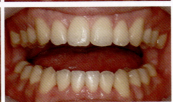

3-27　歯列矯正治療後の口腔内写真．初診時と比較をすると，下顎はやや右側偏位が残っているが，上下歯列の正中はほぼ一致し，良好な咬合を得ることができた．

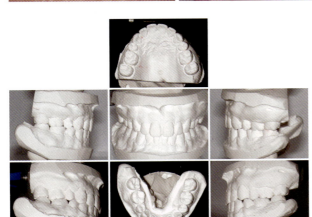
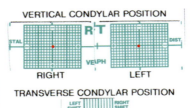
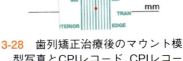

3-28　歯列矯正治療後のマウント模型写真とCPIレコード．CPIレコードより，CO-CRのズレが正常範囲になったことがわかる．安定した咬合を得ることができた．

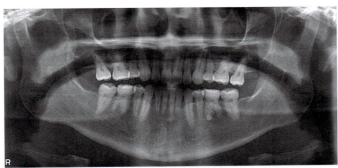
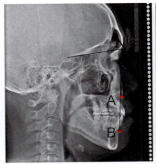
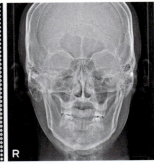

3-29　歯列矯正治療後のパノラマX線写真．初診時と比較をすると，下顎枝の左右の長さが大きくなったことがわかる．下顎頭の骨髄浮腫の治癒による左右差と考える．

3-30　矯正治療後の側面・正面頭部X線規格写真．側面X線写真より，ANB 0°となり，上下顎の前後関係が良好となった．

CHAPTER **5** 一般歯科臨床医によるMRI臨床応用例の供覧

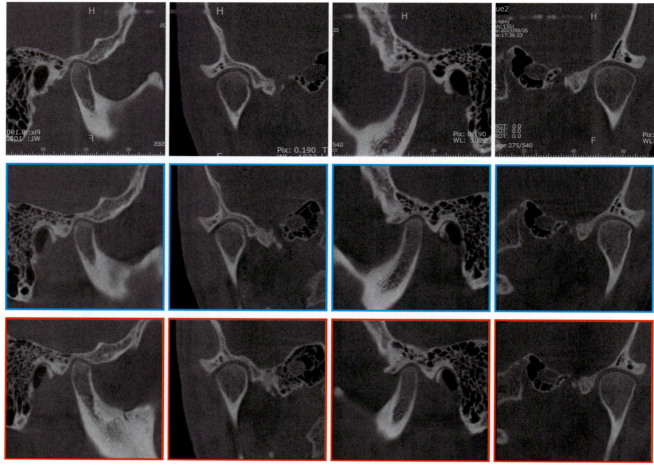

3-31 歯列矯正治療後(上段),スプリント療法後(中段),初診時(下段)の顎関節CBCT像(中段と下段は再掲).初診時,スプリント療法後と比較をすると,左右ともに側頭骨下顎窩に対して下顎頭の位置は大きな変化はない.歯列矯正治療後の下顎頭は,左右ともに皮質骨の連続性が認められるようになった.右側の下顎頭は初診時よりも短くなったことがわかる.下顎頭の骨髄浮腫の治癒によるものと思われる.

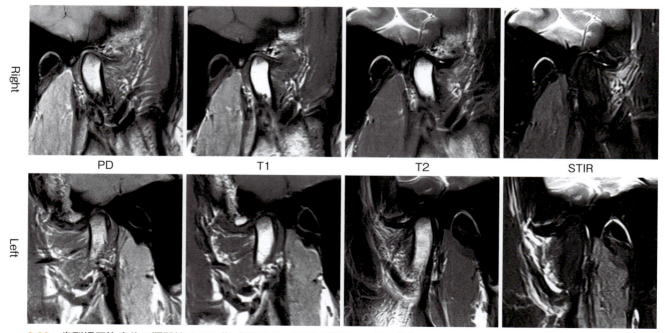

3-32 歯列矯正治療後の顎関節のMRI像(閉口時).両側下顎頭には骨硬化像が認められる.初診時に確認された浮腫の治癒後の反応と思われる.左側関節円板は前内方転位,右側関節円板は前外側転位を認める.両側関節円板後部結合組織は初診時と比較をするとさらに偽円板化が亢進していることがわかる.右側関節円板の上下関節腔にやや液貯留が認められる.

CASE 03 下顎頭に骨髄浮腫が認められた開咬患者の咬合再構成症例

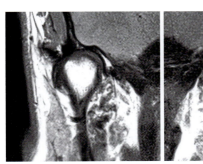
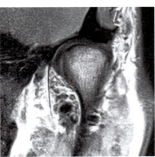

3-33 歯列矯正治療終了後の顎関節MRI冠状断像（閉口時）．右側関節円板は軽度前外側転位，左側関節円板は軽度前内側転位を呈している．

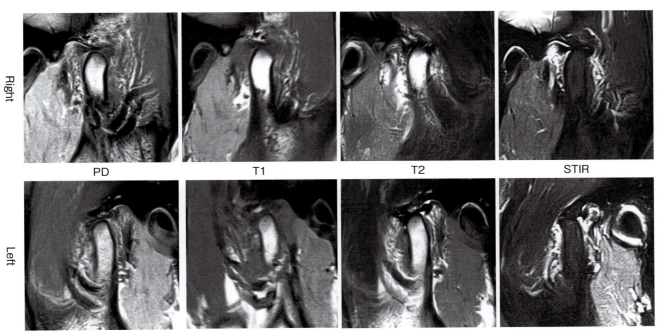

3-34 歯列矯正治療終了後の顎関節のMRI像（開口時）．開口時，関節円板は両側ともに復位している．下顎頭の滑走は関節結節直下まで確認できる．初診時と比較をすると良好となったことがわかる．

まとめ

下顎頭に認められた浮腫性変化の消失後に，咬合再構成を行うための資料採得を再度行い治療計画を立てた．資料により顎変形症が確認されたので，Le Fort I型骨切り術，SSROの外科的処置を併用した歯列矯正治療を提案した．しかしながら，患者の意向で，外科的処置を行うことなく歯列矯正治療のみで治療を終えたが結果は良好であった．

初診時に，下顎頭や側頭骨，円板後部結合組織の状態をMRIで確認をすることにより，積極的な治療の開始時期の判断が的確に行うことができ，また明確な治療のゴールを設定することで，良好な結果が得られたと思われる．咬合再構成を多数歯で行うときは，顎位に大きなズレがないか，また顎関節に大きな問題を抱えていないかの精査を行う必要がある．この患者で示した通り，顔貌写真，口腔内写真，マウント模型，顎運動の記録，パノラマX線写真，側面・正面頭部X線規格写真（セファロ分析），顎関節CT，頭部MRIの記録を採得し，総合的に診断を行う必要がある．顎位に大きな変化をもたらす関節円板の位置やその状態，関節円板周囲組織の状態，下顎頭や側頭骨の浮腫の状態などは，MRIで正確に確認を行う必要があることを，本ケースで示すことができた．

CASE 04 両側顎関節の痛みを主訴として来院した高齢患者の症例

鷹木 雪乃　Yukino Takagi

65歳女性．両側顎関節の痛みを主訴として来院した．問診を行うと，左側の耳の下あたりがチクチクと痛む，両側の頬や舌をよく噛む，朝目覚めたときに食いしばっている，時々7|7がしみる，頭痛や肩こりがひどいなどの症状を訴えた．開口時に下顎がガクガクと震えていた．

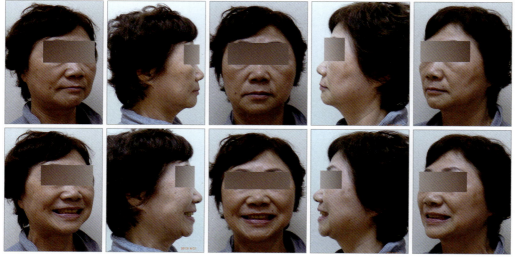

4-1　初診時顔貌写真．咬筋やオトガイ筋の過緊張が認められる．下唇からオトガイにかけて右側への偏位が認められた．側頭筋および咬筋の触診時，圧痛を訴えた．スマイルの写真から，右側頬部は左側頬部より上方に位置しており，口角も左側が上方に位置している．中顔面と下顔面の非対称性が認められる．

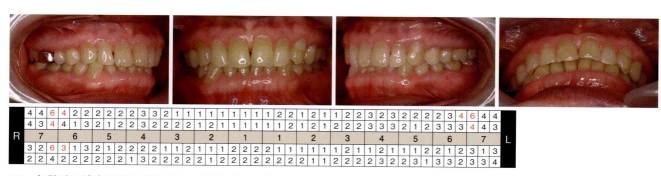

4-2　初診時口腔内写真と歯周ポケット測定値．口腔内写真より，上下左右臼歯部の歯槽骨が隆起していることがわかる．上下の正中はズレており，下顎が右側に偏位していることがわかる．

両側顎関節の痛みを主訴として来院した高齢患者の症例 CASE 04

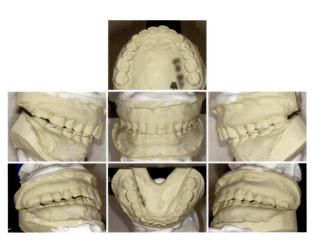
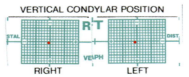
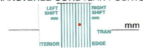

4-3 初診時のマウント模型とCPIレコード．CRバイト（中心位）を用いてパナデント咬合器にマウントを行った．口腔内写真と比較をすると，下顎が右側に偏位しやや開咬になることがわかった．First contactは7┘，└7であり，患者が時々しみると言っていた部位と一致した．CPIレコードはVerticalでは大きなズレがないように思われるが，Transverseでは右側への偏位が記録されており，口腔内に大きなズレが潜んでいることがうかがえた．

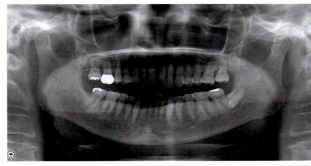
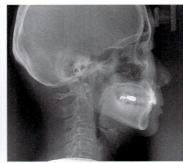

4-4 初診時のパノラマX線写真．下顎枝の長さおよび下顎角の形態に左右差が認められる．左下顎頭の形態が二重下顎頭を示している．└6の挺出が認められる．

4-5 初診時の側面・正面頭部X線規格写真．側面のX線写真より，中顔面に対して下顔面が低いことがわかる．上顎前歯は舌側傾斜をしており，前歯部のオーバーバイトが＋6mmと深いことがわかる．正面のX線写真から，左右の非対称であることがわかる．

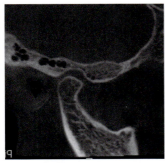
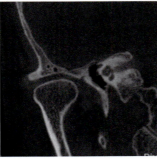
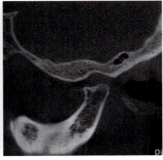
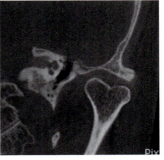

4-6 初診時の顎関節のCBCT像．下顎頭形態に左右差があり，左側は二重下顎頭を示している．右下顎頭は平坦化している．両側ともに皮質骨の連続性は保たれている．皮質骨は肥厚している．側頭骨下顎窩に対して下顎頭は下方に位置しており，左側で顕著である．

CHAPTER 5 一般歯科臨床医によるMRI臨床応用例の供覧

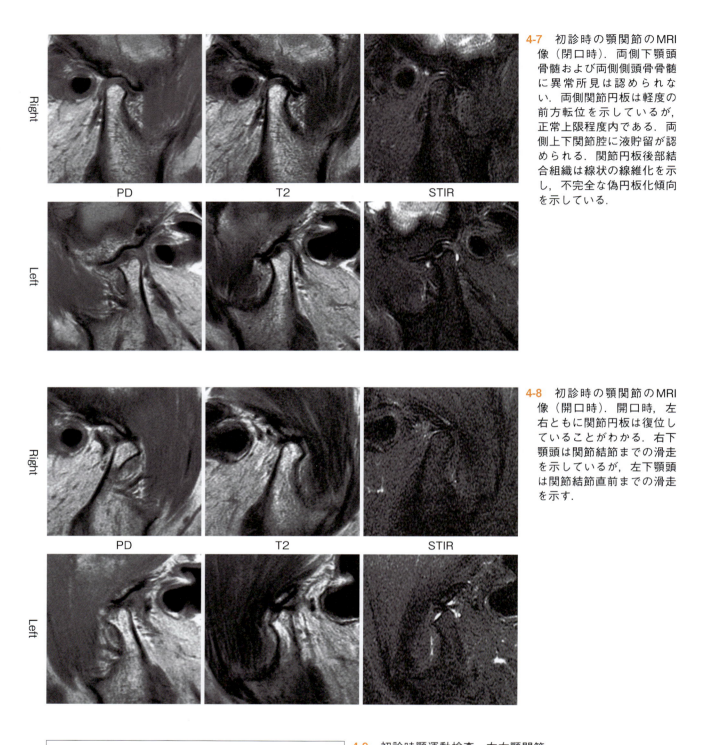

4-7 初診時の顎関節のMRI像（閉口時）．両側下顎頭骨髄および両側側頭骨骨髄に異常所見は認められない．両側関節円板は軽度の前方転位を示しているが，正常上限程度内である．両側上下関節腔に液貯留が認められる．関節円板後部結合組織は線状の線維化を示し，不完全な偽円板化傾向を示している．

4-8 初診時の顎関節のMRI像（開口時）．開口時，左右ともに関節円板は復位していることがわかる．右下顎頭は関節結節までの滑走を示しているが，左下顎頭は関節結節直前までの滑走を示す．

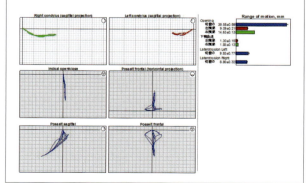

4-9 初診時顎運動検査．左右顎関節の動きに左右差が認められる．左側の軌道は短く，患者の主訴である左顎関節の痛みと所見が一致する．開口時にやや右側偏位をしていることがわかる．

/ 考　察 /

以上の資料より，患者の主訴である顎関節の痛みは，上下関節腔の液貯留が原因の1つであることがわかった．MRI像がなければ考察できなかったと思われる．顔貌写真より咀嚼筋の緊張があること，口腔内写真より上下歯槽骨の骨隆起が顕著であること，CPIレコードよりTransverseのズレが大きいこと，CT像より下顎頭が下顎窩に対して下方に位置すること，MRI像より上下関節腔に液貯留が確認できたこと，また夜間に食いしばりを行っていることや知覚過敏を生じていることへの対応として，夜間のみのパートタイムの使用でスプリントを装着することの必要性を説明した．

スプリントを装着してすぐに，頭痛や肩こりなどの痛みは軽減した．また知覚過敏も減少した．スプリント装着1ヶ月後には，顎関節周囲に感じていた痛みも消失した．

10年が経過し，患者は76歳になった．初診時の不定愁訴は消失したが，この10年の間に7|，|6が破折した．ここで，マウント模型を用いた考察を述べる．

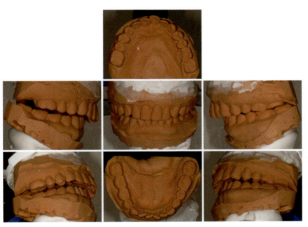

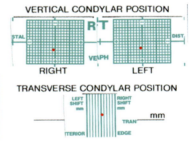

4-10　10年後のマウント模型とCPIレコード．初診時と異なり，CO-CR（咬頭嵌合位（ICP〔CO〕），中心位（CR））のズレが認められるようになった．First contactは7|，|7である．

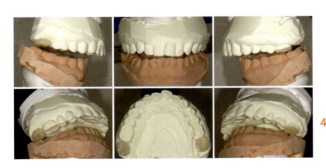

4-11　上記の模型の7|7にレジンで築造し歯冠長を再現してみた．すると大きな開咬となった．

CHAPTER **5** 一般歯科臨床医によるMRI臨床応用例の供覧

/ 考　察 /

この模型を作製することにより，7⏌が破折をしたことや，⏋7の歯冠長が短くなった原因が容易に理解できた．患者の口腔内には垂直的な大きなズレがあり，この位置では咬合ができないので，下顎を前方に位置させ咬合をしてきたことが理解できた．咀嚼筋の過緊張や，頭痛や肩こり，臼歯部の知覚過敏，食いしばりや顎位のズレなどが起こる原因が，臼歯部に潜んでいた垂直的なズレによるものであり，この背景に骨格的な要素が絡んでいることも理解ができた．患者は高齢になるにつれ，筋肉の衰えを生じ，それは咀嚼筋にも起こる．力まかせに確立していたICPの咬合は，老化することで徐々に変化をしていく．なるべく早期に，CO-CRのズレに考慮をした治療を開始することで，「フレイル」による咬合不全の対策につながると考えられる．

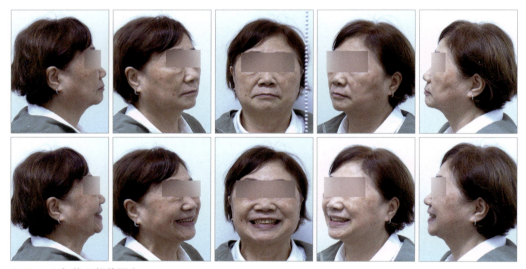

4-12 10年後の顔貌写真．

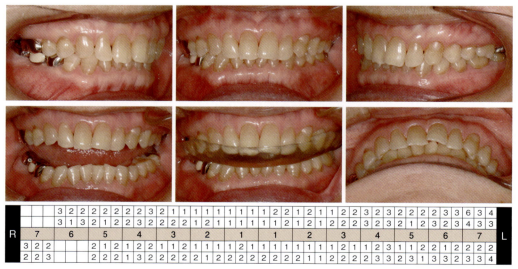

4-13 10年後の口腔内写真と歯周ポケット測定値．

両側顎関節の痛みを主訴として来院した高齢患者の症例 CASE 04

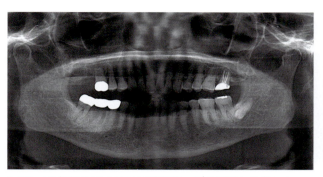

4-14 10年後のパノラマX線写真．7┘が破折し抜歯した．

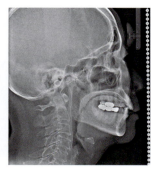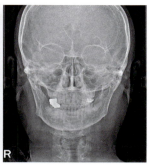

4-15 10年後の側面・正面頭部X線規格写真．初診時と比較をすると，オーバージェットが大きくなったことがわかる．

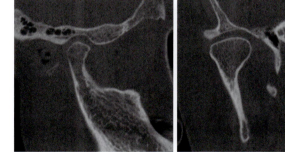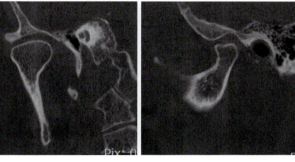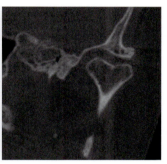

4-16 10年後の顎関節のCBCT像．初診時と比較をすると，側頭骨下顎窩に対して下顎頭の位置が上方に位置し，良好となったことがわかる．側頭骨，下顎頭ともに皮質骨の連続性が認められる．10年間，夜間のみのスプリント療法を続けているが，大きな問題は認められない．スプリント療法が有益であったと思われる．

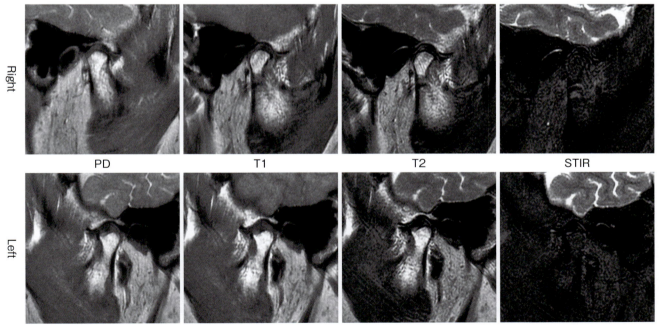

4-17 10年後の顎関節のMRI像（閉口時）．両側下顎頭に明らかな骨変化や皮質骨欠損は認められない．両側下顎頭に異常信号は認められない．両側側頭骨下顎窩にも異常信号は認められない．両側関節円板は明らかな前方転位を示さず，10年前と比較をすると良好な位置に変化し，改善したことがわかる．円板後部結合組織に完成した偽円板化が存在する．10年前に認められた，両側上下関節腔の液貯留は消失し，改善したことがわかる．

145

CHAPTER 5 一般歯科臨床医によるMRI臨床応用例の供覧

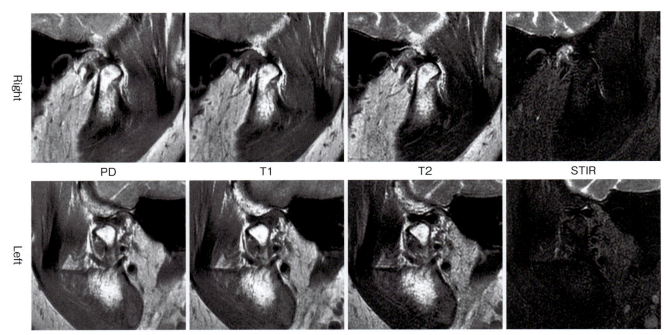

4-18 10年後の顎関節のMRI像（開口時）．開口時，関節円板は両側ともに復位している．下顎頭の滑走は関節結節直下まで確認できる．初診時と比較をすると，開口時もさらに良好となったことがわかる．

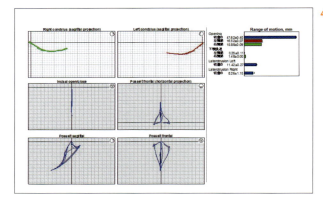

4-19 10年後の顎運動検査．左右差があった顎運動が良好になったことがわかる．開口量も十分である．機能的な顎運動を得ることができた．

まとめ

本症例では，スプリント療法を用いた10年間の顎関節の経過について記述をした．2本の歯を失ったが，顎関節の痛みやその他の不定愁訴を改善することができた．歯科治療では，いわゆる出っ歯や受け口といった前後的な評価に関しては多く見かけるが，垂直的な評価を行っている文献は少ない．本症例より，口腔内に垂直的なズレが潜み，このズレによって多くの不定愁訴が生じていることが理解ができた．またスプリント療法が，顎関節に悪影響を及ぼすどころか，良好な結果をもたらすことを経験した．

本質的な咬合を評価するためには，顎位を考察することが必須である．顎位を的確に把握するには，顎関節のCBCTやMRIを撮像し，その読影所見とその他の資料として顔貌写真，口腔内写真，マウント模型，顎運動の記録，パノラマX線写真，側面・正面頭部X線規格写真（セファロ分析）を併せて評価する必要があると考える．本症例は「二重下顎頭」という正常変異の形態を示す下顎頭であるが，正常形態と同様な施術で良好な結果が得られることもわかった．

CASE01～04のMRI像は，都島PET画像診断クリニック（大阪市都島区）にて撮像いただきました．所長津田恭先生はじめ先生方，スタッフの皆様に感謝を申し上げます．

CASE 05 顕著な顎位のズレを伴う多数歯欠損をインプラント補綴を用いて咬合再構成を行った症例

大谷 昌　Masashi Otani

57歳女性．上顎左側の補綴装置の脱離および全顎的な咬合機能不全を主訴に来院された．問診をとると，左右顎関節に時々痛みを感じ，頭痛や肩凝り等の症状も時折みられた．ブラッシング時に全顎から出血を認め，口臭も気にされていた．最近，胃腸障害等も訴えられていた．

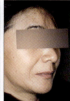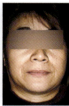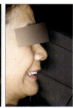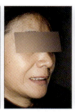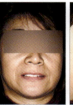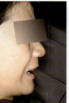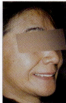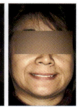

5-1 初診時顔貌写真（2011年）．上唇下唇ともに薄くオトガイが発達していることがわかる．中顔面高と下顔面高を比較すると下顔面高が低く咬合高径の低下が推測される．

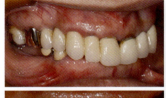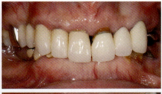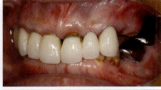
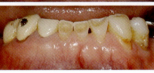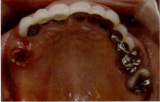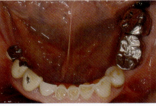

5-2 初診時の口腔内写真と歯周ポケット測定値．多数歯欠損であり，不良補綴装置が多く目立つ．過蓋咬合を呈しており，下顎の前方運動に制限があることが推察される．歯周ポケットはすべての歯で深く，出血を伴っている．下顎前歯部には著しい咬耗がみられ顎位のズレが予測される．

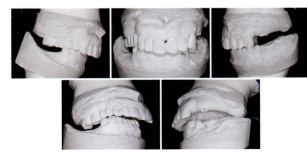

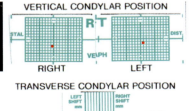

5-3 初診時のマウント模型とCPIレコード．CRバイト（中心位）を用いてパナデント咬合器にマウントを行った．上下顎ともに，臼歯部に欠損があるため，咬合床を作成し，これを用いてCOバイト（咬頭嵌合位〔ICP〕）とCRバイトを採得した．口腔内写真と比較をすると，大きなオーバージェットを確認することができた．CPIレコードからも，COとCRに大きなズレがあることがわかる．

CHAPTER **5** 一般歯科臨床医によるMRI臨床応用例の供覧

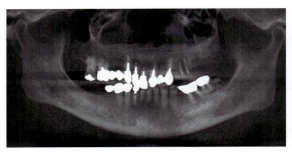
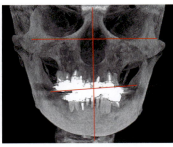
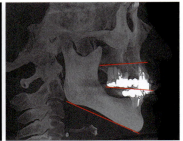

5-4 初診時のパノラマX線写真．下顎は右側臼歯部，上顎は左側臼歯部に多数歯の欠損が認められる．残存している臼歯は挺出しており，咬合平面に歪みが生じている．

5-5 初診時の正面・側面頭部X線規格写真．正面X線写真より，骨格の左右差はわずかであるが，咬合平面の歪みは顕著である．側面X線写真では，下顎骨体の前方への成長が認められる．咬合平面は後ろ下がりであり，臼歯部の高径不足が明確である．

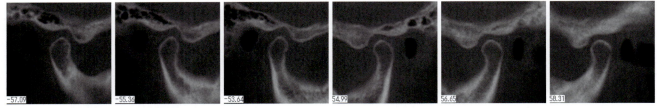

5-6 初診時の顎関節のCBCT像．側頭骨下顎窩に対して下顎頭は，左右ともに下方に位置している．下顎頭形態に左右差が認められ，右下顎頭はやや平坦化している．両側側頭骨皮質骨は肥厚していることがわかる．左側のエミネンスはリバースカーブを呈している．

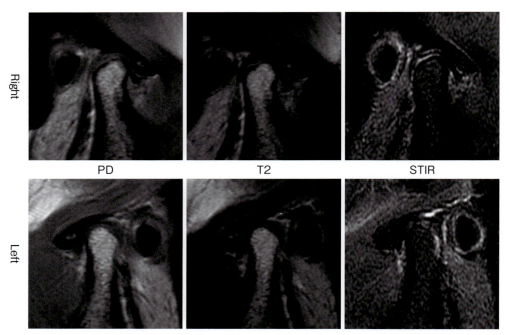

5-7 治療開始時の顎関節のMRI像（閉口時，2013年）．両側下顎頭に骨髄信号の異常は認められない．両側関節円板は前方転位をしている．円板後部結合組織は線維化を示し，偽円板化を示している．右側で顕著である．両側上下関節腔に液貯留が認められ，特に右側で顕著である．初診時に患者が訴えていた顎関節部の痛みはこれによるものと思われる．

顕著な顎位のズレを伴う多数歯欠損をインプラント補綴を用いて咬合再構成を行った症例 CASE 05

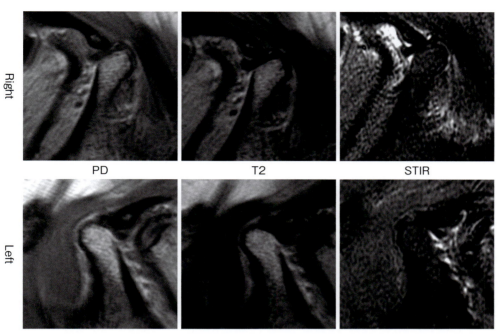

5-8 治療開始時の顎関節のMRI像（開口時，2013年）．開口時，左右ともに部分的復位を認める．両側下顎頭は関節結節を大きく超えた滑走を示している．

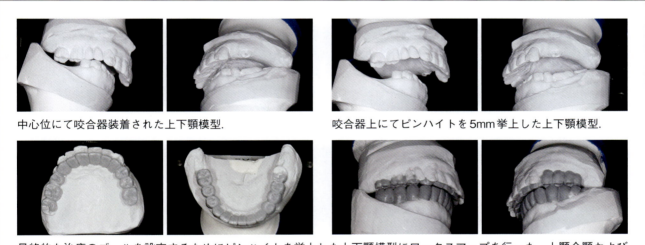

中心位にて咬合器装着された上下顎模型．　　　咬合器上にてピンハイトを5mm挙上した上下顎模型．

最終的な治療のゴールを設定するためにピンハイトを挙上した上下顎模型にワックスアップを行った．上顎全顎および下顎右側臼歯部のインプラント治療，天然歯の補綴治療を計画した．

5-9 治療計画の立案．

スプリント療法開始6ヶ月後，CRバイトを採得しマウント模型を作製した．初診時よりさらに開咬となった．5|部がFirst contactであり，前後的および垂直的な問題があることがわかった．上下にワックスアップを行い，目標とする歯列の確認を行った．上顎前歯部は初診時よりも後方に位置することがわかったので，インプラント治療後には，上唇の位置が後方になることを患者に事前に伝えることができた．

CHAPTER 5 一般歯科臨床医によるMRI臨床応用例の供覧

/ 考 察 /

取得した資料より，以下の4種類の治療計画を立案した．
①欠損部位にインプラント治療を行いバーティカルストップを獲得する治療計画
②欠損部位へのインプラント治療および残存天然歯への補綴治療
③上顎全顎的インプラント治療，下顎欠損部インプラント治療および天然歯の補綴治療
④Le Fort Ⅰ型骨切り術，SSRO（下顎枝矢状骨切り術）の顎骨離断術を併用したインプラント治療と補綴治療
③④の治療計画を選択した際には，口元に大きな変化が起こることが予測されるので治療術式と併せ患者に十分な説明を行った．結果，患者は③の治療計画を望んだ．

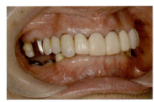 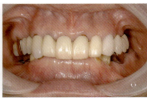 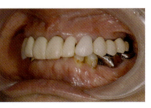

垂直的な問題（咬合高径の低下）を解決するために咬合挙上を計画する．

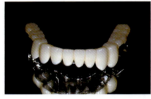 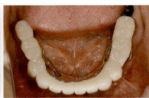 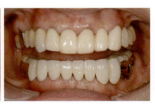 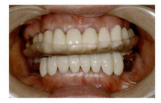

スプリント治療と並行して，ひとまず可撤式装置を装着して顎関節が挙上を許容できるか否かを確認した．

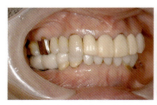 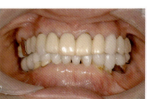 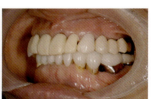 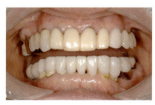

下顎右側臼歯部位の欠損部にインプラント治療を行った後，残存する天然歯部にレジンにて作製されたシェルを貼り付け咬合挙上を行った．ただ，この時点では咬合平面が右下がりとなり下顎右側臼歯部位の咬合平面の是正が必要であることがわかる．

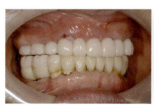 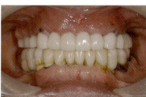 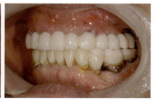 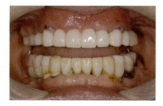

上顎に全顎のインプラント支持によるプロビジョナルレストレーションを装着した．咬合平面を是正のために6部は歯髄処置を行った．

5-10 治療の流れ

顕著な顎位のズレを伴う多数歯欠損をインプラント補綴を用いて咬合再構成を行った症例 CASE 05

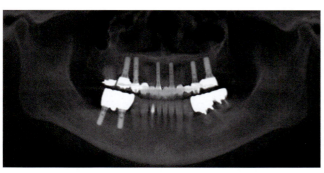

5-11 インプラント治療後のパノラマX線写真（2015年）．下顎左側臼歯部は患者の意向で保存することとなった．咬合平面が大きく改善できたことがわかる．

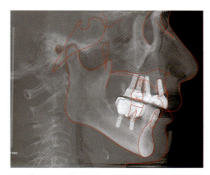

5-12 インプラント治療後の側面頭部X線規格写真．咬合平面が大きく修正できたことがわかる．上顎前歯の位置は初診時よりも後方に位置したことがわかる．

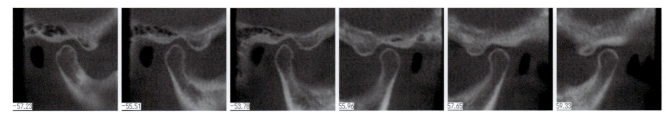

5-13 インプラント治療後の顎関節CBCT像．側頭骨下顎窩に対して下顎頭は，左右ともに下方に位置しているが，初診時よりも良好な位置関係になったことがわかる．リバースカーブを呈していた左側のエミネンスは，やや平坦化してきた．下顎頭形態に大きな変化は認められない．

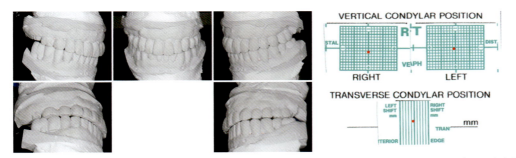

5-14 インプラント治療後のマウント顎模型とCPIレコード．CRバイトを用いてパナデント咬合器にマウントを行った．口腔内と大きな変化は認められない．CPIレコードからも，CO-CRのズレがほぼ認められなくなった．しかしながら，MRIの読影所見より，左右ともに上下関節腔に液貯留が認められたため（5-16），今後も咬合が変化すると予測した．

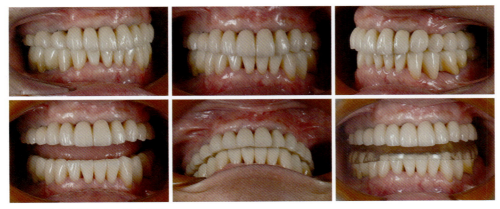

5-15 治療終了時の口腔内写真．

CHAPTER 5 一般歯科臨床医によるMRI臨床応用例の供覧

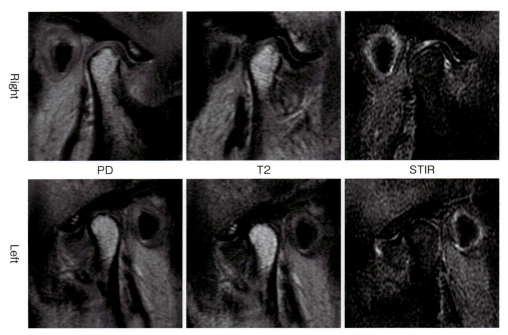

5-16 治療終了時の顎関節のMRI像（閉口時, 2015年）．両側関節円板は前方転位をしている．円板後部結合組織は線維化を示し，初診時よりもさらに偽円板化が亢進していることがわかる．両側上下関節腔に液貯留が認められ，特に右側で顕著である．初診時に臼歯部に多数歯に及ぶ欠損を認めていた患者に，インプラントを用いた咬合再構成を行うことにより，臼歯部での咬合が確立された．顎関節に咬合による負荷がかかり，左右ともに液貯留が認められるようになったと思われる．

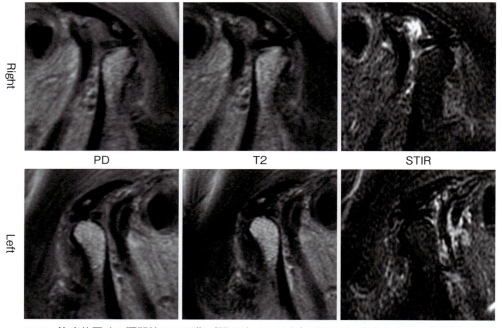

5-17 治療終了時の顎関節のMRI像（開口時, 2015年）．開口時，左右ともに復位を認める．初診時は関節結節を大きく超えた位置までの滑走を示していたが，今回の撮像では，関節結節直下までの滑走を示している．咬合を確立することにより，下顎頭の動きが良好になったことがわかる．

顕著な顎位のズレを伴う多数歯欠損をインプラント補綴を用いて咬合再構成を行った症例

CASE 05

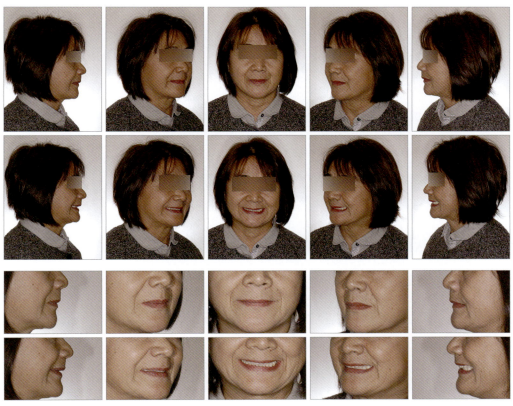

5-18 治療終了時の顔貌写真と口元写真（2015年）.

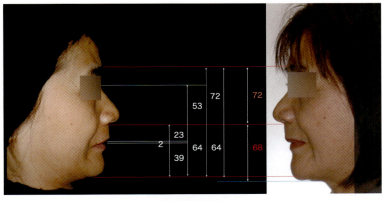

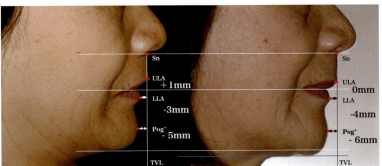

5-19 治療前と治療終了時の顔貌と口元の比較. Arnett分析での, TVLからのULA, LLA, 軟組織Pogonion（Pog'）それぞれの距離を計測するとすべての値が悪化している. これは当初治療計画④で示された顎骨離断術を行えば改善されていたことではあるが, 今回治療計画③を選択したことでULA, LLA, Pog'それぞれのデータが悪くなることは治療開始前から患者には説明済みで患者も納得している. しかし, 治療前後の顔貌写真を比較すると, 口元のArnett分析の値は悪化しているにも関わらず咬合高径を挙上することにより下顔面と中顔面のバランスが良くなり顔貌（側貌）は良好であり, 若々しくなった顔貌と口元に患者は満足されていた.

CHAPTER 5　一般歯科臨床医によるMRI臨床応用例の供覧

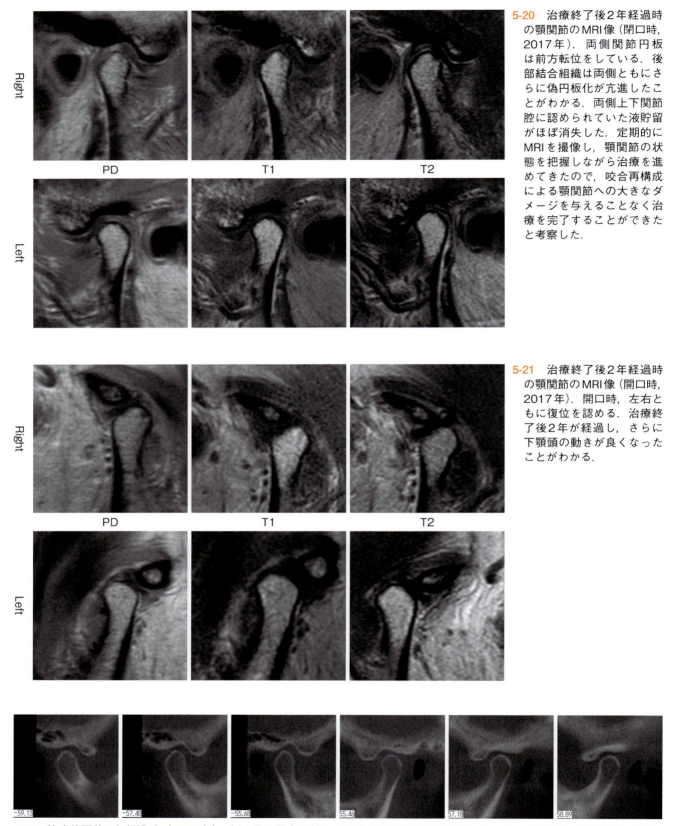

5-20　治療終了後2年経過時の顎関節のMRI像（閉口時，2017年）．両側関節円板は前方転位をしている．後部結合組織は両側ともにさらに偽円板化が亢進したことがわかる．両側上下関節腔に認められていた液貯留がほぼ消失した．定期的にMRIを撮像し，顎関節の状態を把握しながら治療を進めてきたので，咬合再構成による顎関節への大きなダメージを与えることなく治療を完了することができたと考察した．

5-21　治療終了後2年経過時の顎関節のMRI像（開口時，2017年）．開口時，左右ともに復位を認める．治療終了後2年が経過し，さらに下顎頭の動きが良くなったことがわかる．

5-22　治療終了後2年経過時（2017年）．側頭骨下顎窩に対して下顎頭はほぼ中央に位置している．初診時と比較すると良好な位置関係を獲得することができた．左右下顎頭に大きな骨変化はみられない．

顕著な顎位のズレを伴う多数歯欠損をインプラント補綴を用いて咬合再構成を行った症例　CASE 05

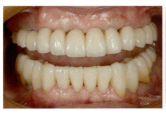
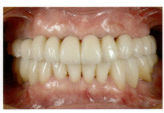
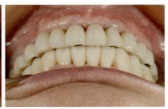

5-23　治療終了後2年経過時の口腔内写真（2017年）．

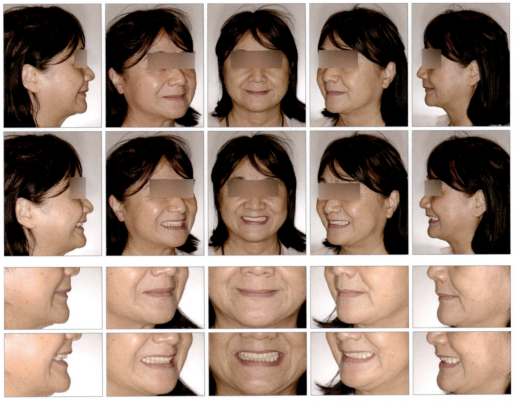

5-24　治療終了後2年経過時の顔貌写真と口元写真（2017年）．治療終了時（2015年）と比較しても良好な状態が維持され，患者は非常に満足されている．

/ 考　察 /

崩壊した口腔内を全顎的に再建する際，顎位を考慮することは最重要事項と考える．顎位の安定を評価するためにも，多角的な顎関節の評価が必要である．中心位にて装着された模型を用いてCO-CRのズレをCPIレコードにて比較する，CBCTにて顎関節の状態の比較評価を行う，MRIにて顎関節の関節円板を含む周囲の軟組織を評価する．このようにして，施した治療が適切であったかどうかを検証していかなければならない．本症例では，治療前，治療終了時，治療終了後2年経過時における顎関節のMRI像を確認することにより，適切に咬合の安定を図ることができた．現在，治療終了後約8年経過しているが顔貌，口元，口腔内，咬合すべてが安定して良好な状況であることが確認できている．

索引

あ
アーチファクト　44, 49, 51
悪性腫瘍　88, 90

い
インプラント補綴　147
咽頭癌　90

か
ガングリオン　86
下顎窩　18, 21, 22
下顎骨　32, 34
下顎骨骨髄　40
下顎頭　19, 22, 28, 32, 34, 39
加齢変化　28, 32, 39, 40
画像検査　45
画像診断　64
開咬　128
外側翼突筋　25
拡散強調像　55
顎位のズレ　147
顎関節炎（化膿性）　76
顎関節症　45, 65
滑膜　37
滑膜軟骨腫症　80
滑膜嚢胞　86
冠状断　57
関節リウマチ　84
関節円板　22, 25, 28, 34, 64, 66
関節円板後部結合組織　34
関節円板前方転位　37, 68
関節腔　22
関節結節　22, 28, 37
関節包　24, 37
関節隆起　28
含気空洞　44

き
偽痛風　82
強直症　77

こ
咬合再構成　104, 128, 147
後部結合組織　23
骨格性Ⅲ級　114
骨髄信号　71
骨髄浮腫　128
骨軟骨腫　78
骨変化　71

さ
サーフェースコイル　58
撮像シーケンス　58
撮像断面　57
撮像法　52

し
矢状断　57
脂肪髄　32, 34, 40
脂肪抑制T2（FsT2）強調像　13, 34, 54
障害陰影　44, 49, 51
信号強度　40
靱帯　27

す
水素原子　46

せ
正常顎関節解剖像　8
正常顎関節CT　30
正常顎関節MRI　10, 16, 34
正常変異　38
赤色髄　32, 34, 40
線維軟骨層　22
前方運動　24

そ
咀嚼筋ADC値　65
造影T1強調像　47
側頭骨　18, 34

INDEX

た
多数歯欠損 ... 147
体軸横断 ... 57
単純X線検査 ... 44

ち
知覚過敏 ... 104

て
転移性骨腫瘍 ... 88

と
特発性下顎頭吸収 ... 73, 74

に
二重下顎頭 ... 38

は
パーシャルボリューム効果 ... 51
パノラマX線検査 ... 44

ひ
非復位性関節円板前方転位 ... 16, 96

ふ
プロトン密度（PD）強調像 ... 11, 34, 47, 53
部分体積効果 ... 51
復位性関節円板前方転位 ... 16, 68, 68, 94

へ
変形性顎関節症 ... 71, 98

A
Axial ... 57

C
Closed lock ... 68
Cone beam（歯科用コーンビーム）CT（CBCT）
 ... 31, 45, 50
Coronal ... 57

D
Diffusion-weighted image（DWI） ... 55
Dixon法 ... 55

J
Joint effusion ... 70

M
MRI ... 45, 46
MRI画像検査報告書 ... 93
MRI検査手順 ... 60
Multidetector raw CT（MDCT） ... 31

P
Parasagittal ... 57
PCR（Progressive condylar resorption） ... 73
Pseudodisk ... 37

S
Spin echo法 ... 53
STIR法 ... 34, 54
Stuck disk ... 68

T
T1強調像 ... 13, 34, 47, 53
T2強調像 ... 47, 53

顎関節の画像診断
臨床医によるMRI・CT読像の手引き　　ISBN978-4-263-44746-8

2024年9月25日　第1版第1刷発行

編　著　金　田　　　隆
　　　　箕　輪　和　行
発行者　白　石　泰　夫

発行所　医歯薬出版株式会社

〒113-8612　東京都文京区本駒込1-7-10
TEL（03）5395-7638（編集）・7630（販売）
FAX（03）5395-7639（編集）・7633（販売）
https://www.ishiyaku.co.jp/
郵便振替番号　00190-5-13816

乱丁, 落丁の際はお取り替えいたします　　印刷・DI Palette／製本・明光社
Ⓒ Ishiyaku Publishers, Inc., 2024. Printed in Japan

本書の複製権・翻訳権・翻案権・上映権・譲渡権・貸与権・公衆送信権（送信可能化権を含む）・口述権は，医歯薬出版㈱が保有します．
本書を無断で複製する行為（コピー，スキャン，デジタルデータ化など）は，「私的使用のための複製」などの著作権法上の限られた例外を除き禁じられています．また私的使用に該当する場合であっても，請負業者等の第三者に依頼し上記の行為を行うことは違法となります．

|JCOPY|＜出版者著作権管理機構　委託出版物＞
本書をコピーやスキャン等により複製される場合は，そのつど事前に出版者著作権管理機構（電話 03-5244-5088，FAX 03-5244-5089，e-mail：info@jcopy.or.jp）の許諾を得てください．